그림으로 읽는 🔍

잠 못들 정도로 재미있는 이야기

당질

마키타 젠지 지음 | **차원** 감역 | **김선숙** 옮김

BM (주)도서출판 **성안당**

요즘 세계적으로 당질 제한 열풍이 불고 있습니다. 당질 제한을 하는 가장 큰 이유는 비교적 고생하지 않고도 체중을 감량할 수 있고 그 효과를 즉시 느낄 수 있다는 점일 것입니다. 얼마 전까지만 해도 다이어트를 하려면 '열량 제한'을 해야 한다고 생각했으나 '당질 제한'이 더 중요하다고 인식이 바뀌었습니다. 40년 가깝게 전문의로 활동해 온 저는 이 사실을 매우 기쁘게 받아들이고 있습니다.

당질 제한이 확산되면서 이를 잘못 이해하는 사람도 많은 것 같습니다. 예를 들어 당질 제한을 하면 당뇨병 치료를 하지 않아도 된다고 생각하는 사람이 있는데, 이는 매우 위험하지요. 당뇨병은 치료제가 많이 개발되어 엄격한 당질 제한을 하지 않아도 좋아지는 경우가 있긴 하지만 완치되지 않으니까요.

다이어트 효과가 즉시 나타나기 때문에 당질 제한에 열광한다는 것은 이해할 수 있습니다. 그런데 본질은 체중을 감량해서 건강하게 오래 사는 것 아닐까요? 그런 점에서 보면 당질 제한은 어디까지나 해야 할 일부분에 지나지 않습니다. 당질 제한만 하면 되는 것이 아니라 그 밖에도 해야 할 게 많지요.

이 책에서는 '당질'의 본질에 대해 그림을 이용해 알기 쉽게 설명합니다. '당질 제한'의 기본, 질병과의 관계, 흔히 하는 오해 등을 이해하고 '당질 제한'에 대한 지식을 넓히기를 바랍니다.

의학박사
마키타 젠지(牧田善二)

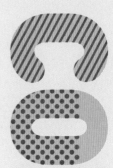

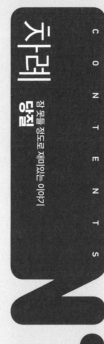

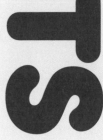

5

제2장

당질과 건강의 관계 47

제3장

당질 제한의 실천 73

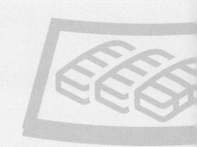

제4장

뭘 먹을지 고민될 때 메뉴 고르기 111

식품구성자전거

다양한 식품을 매일 필요한 만큼 섭취하여
균형 잡힌 식사를 유지하며, 규칙적인 운동으로
건강을 지켜 나갈 수 있다는 것을
표현하고 있습니다.

곡류
매일 2~4회 정도

고기·생선·달걀·콩류
매일 3~4회 정도

식품구성
자전거

우유 · 유제품류
매일 1~2잔

채소류
매 끼니 2가지 이상
(나물, 생채, 쌈 등)

과일류
매일 1~2개

식품구성자전거 | 자료출처 : 보건복지부 · 한국영양학회, 2015 한국인 영양소 섭취기준

제1장

당질의 기본

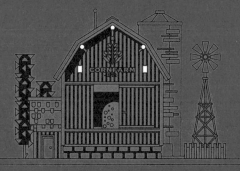

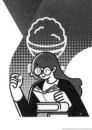

01 왜 칼로리 제한을 해야 한다고 생각했을까?

아직도 침투해 있는 수십 년 전의 상식

왜 살이 찌는 걸까? 살이 찐다는 것은 지방이 붙는 것이다. 그 때문에 살이 찌는 원인은 지방에 있다고 생각하는 사람이 많다. 다이어트에 대한 지식이 있는 사람들은 높은 칼로리가 원인이라고 대답할 것이다.

하지만 이것은 의학 선진국인 미국이 수십 년 전에 내린 잘못된 결론 때문에 상식으로 자리 잡은 낡은 생각이다. 비만으로 인해 심근경색이 많았던 미국에서는 비만을 없애는 방법에 대해 오래전부터 연구했다. 1970년대에는 '비만의 원인은 지방인가? 당질인가?'라는 논란이 일면서 지방이 나쁘니까 칼로리를 제한해야 한다는 결론에 이르렀다. 그 후 칼로리 제한에 대한 인식이 일본을 비롯한 전 세계로 확산되었다.

그 결과 어떻게 되었는가? 당질(탄수화물에서 식이섬유를 제외한 것)의 영향을 무시하고 탄수화물을 지나치게 섭취했기 때문에 비만한 사람들이 늘어나 버렸다.

미국 당뇨병학회는 잘못된 점을 바로잡고 지금은 당질이야말로 비만과 당뇨병의 원인이라는 입장을 취하고 있다. 그런데 일본은 잘못을 바로잡기는커녕 일본 당뇨병학회조차 '칼로리 제한은 다이어트나 혈당 조절에 유효하다'고 공언하고 있다. 수십 년 전의 결론을 견지하는 것이 과연 옳은 일일까?

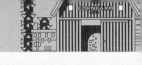

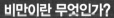

비만이란 무엇인가?

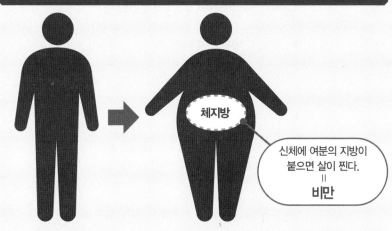

체지방

신체에 여분의 지방이
붙으면 살이 찐다.
=
비만

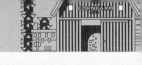

11

비만의 원인은 칼로리인가? 당질인가?

예전의 상식

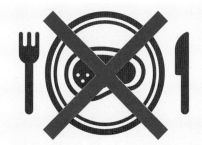

**지방이 나쁘니까
칼로리를 제한해야 한다!**

현재의 상식

**지방이 붙은 원인이 되는
당질을 제한해야 한다!**

의학 선진국 미국은 살이 찌는 원인은 지방 때문이라고 결론을 내렸다. 그 후 지방은 칼로리가 높으므로 칼로리를 줄여야 살이 빠진다고 생각하게 되었고, 이런 인식이 전 세계로 확산되었다.

비만에 대한 당질의 영향을 무시하고 탄수화물을 많이 섭취한 결과 비만한 사람들이 급속히 늘어났다. 이로 인해 당질이 비만의 원인이라는 사실을 알게 되면서 새로운 상식으로 자리 잡았다.

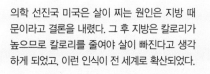

왜 칼로리 제한을 해야 한다고 생각했을까?

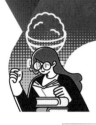

02 칼로리 제한 VS 당질 제한 살이 빠지는 건 어느 쪽?

당질을 제한하면 살이 빠지는 데는 이유가 있다!

단적으로 말하면 '살이 찐다'는 것은 체내의 지방이 증가한다는 말이다. 지금까지는 지방 등 칼로리가 높은 음식이 살찌는 원인으로 꼽혔다. 그 때문에 비만한 사람은 칼로리를 제한해야 한다는 생각을 해냈다.

하지만 이건 잘못된 것이다. 사람이 살이 찌는 단 하나의 원인은 당질에 있다. 그렇게 단언할 수 있는 이유를 살펴보자. 체내에서 포도당이 산소와 반응해 에너지를 만들기 때문에 당질은 우리 몸에 꼭 필요하다. 그런데 당질을 필요 이상으로 섭취하면 에너지로 사용되지 않은 포도당이 남게 된다.

혈중에 포도당이 남아돌면 췌장에서 나오는 인슐린이라는 호르몬이 작용하여 포도당을 글리코겐으로 바꿔 근육과 간장에 저장한다. 그런데 저장할 수 없을 정도로 남으면 지방으로 체내에 축적한다. 즉, 당질을 너무 많이 섭취하면 포도당이 남기 때문에 살이 찌는 것이다.

반대로 당질을 제한하면 에너지원인 포도당이 부족하여 저장되어 있던 글리코겐을 포도당으로 되돌리거나 지방을 태워 에너지로 사용한다. 지방은 연소되는 것이기 때문에 당연히 살이 빠진다. 이것이 '당질 제한(3대 영양소 가운데 당질 섭취량을 줄이는 식사요법)'의 기본적인 개념이다.

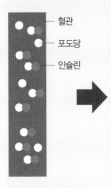

- 혈관
- 포도당
- 인슐린

혈중 포도당이 늘어나면
인슐린이 분비된다.

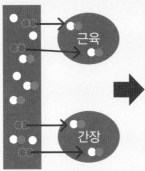

근육

간장

인슐린에 의해 포도당은 근육이나
간으로 옮겨져 저장된다.

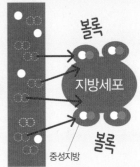

볼록

지방세포

볼록

중성지방

저장분이 가득 차면 포도당은
지방세포로 옮겨져 중성지방이 된다.

즉……

살찌는 원인은 지나치게 섭취한 당질이 포도당으로 남기 때문이다.
따라서 '칼로리 제한'이 아니라 '당질 제한'이 정답!

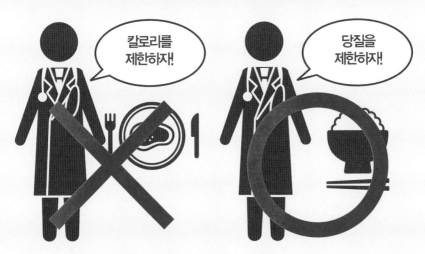

칼로리를
제한하자!

당질을
제한하자!

칼로리 제한 VS 당질 제한 살이 빠지는 건 어느 쪽?

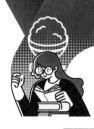

03 체질량 지수(BMI)를 다시 보라!

약간 살찐 사람이 장수한다?!

건강진단에서 '메타볼릭신드롬(여러 가지 성인병이 복합적으로 나타나는 증상)', 일명 대사증후군을 판단하는 데 사용되는 항목 중 하나로 비만도를 나타내는 체질량 지수(BMI; Body Mass Index)가 있다. 체질량 지수(BMI)는 체중(킬로그램)을 신장(미터)의 제곱으로 나누어 계산하는데, 체질량 지수가 25를 넘으면 건강 지도를 받아야 할 대상이 되기도 한다.

지금까지는 체질량 지수가 22 정도는 돼야 병에 잘 걸리지 않는다고 보고 있다. 하지만 미국 질병대책예방센터의 보고서에 따르면 체질량 지수(BMI)가 25 이상 30 미만인 '비만(1도)'(다음 페이지 표 참조)가 가장 오래 사는 것으로 나타났다. 그것도 18.5 이상 25 미만인 '표준 체중'보다 사망 위험이 6%나 낮다.

현재 미국에서는 체질량 지수(BMI) 30 이상을 비만으로 취급한다. 하지만 이것은 미국인의 체격을 고려해야 한다. 일본인의 경우에 체질량 지수 30이면 상당히 살이 찐 편에 속하기 때문에 이 지수를 그대로 일본인에게 적용시키는 데는 무리가 있다.

따라서 이상적인 체질량 지수(BMI)라고 여기는 22보다 조금 기준을 완화하여 44세 이하의 경우, 남녀 모두 18.5 이상 25 미만의 '표준체중'을 유지하면 된다. 45세 이후는 성인병 위험을 고려해서 남성 30, 여성 25 이하를 하나의 기준으로 생각하면 된다.

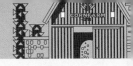

체질량 지수(BMI) 계산 빙법

체질량 지수(BMI) 계산 방법

$$체질량 지수(BMI) = 체중(kg) \div (키(m) \times 키(m))$$

비만도를 나타내는 체질량 지수 'BMI'는 몸무게를 신장의 제곱으로 나눔으로써 계산할 수 있다. 예를 들어 키 170cm에 몸무게 65kg의 경우 65÷(1.7×1.7)=22.5가 된다. 아래 표는 체질량 지수(BMI)로 비만도를 판단하는 기준이며, BMI 22.5가 보통 체중이다.

■ 체질량 지수(BMI)로 비만을 판단하는 기준

지표	판정
18.5 미만	저체중
18.5~25 미만	표준체중
25~30 미만	비만(1도)
30~35 미만	비만(2도)
35~40 미만	비만(3도)
40 이상	비만(4도)

가장 오래 사는 것은 비만(1도)

기존에는 체질량 지수 22를 이상적이라고 했으나 '비만 1도'인 사람이 가장 오래 산다는 연구 결과가 나왔으므로 이 상식은 재고할 필요가 있다.

일본인의 체질량 지수(BMI) 연령별 기준

44세 이하

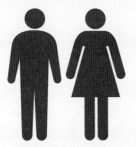

18.5~25 미만

'표준체중'을 유지

45세~64세

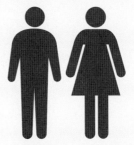

30 이하   25 이하

완만한 기준으로 OK

체질량 지수(BMI)를 다시 보라!

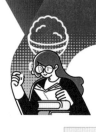

04 인간은 원래 육식동물이었다!

주식인 밥을 먹지 않아도 되는 이유

　　　　식생활을 생각할 때 잊지 말아야 할 것이 있다. 인간을 비롯해 모든 동물은 공복감이나 포만감, 소화, 흡수, 대사 시스템 등 살아가는 데 필요한 프로그램이 DNA에 내재되어 있다는 점이다.

　인간은 오랜 기간 식물 채집과 동물 사냥, 물고기와 조개류 채취 등을 통해 먹을 것을 얻었다. 일본인도 다르지 않다. 조몬시대(기원전 13000년경부터 기원전 300년경까지 존재한 일본의 선사시대)에 일본 열도에 살고 있던 조몬인은 수렵 채집 생활을 1만 3000년이라는 긴 세월에 걸쳐 계속했다. 그러므로 조몬인은 수렵·채집으로 얻은 음식물에서 필요한 영양분을 확보해야만 했을 것이다.

　야요이시대에는 농업, 특히 벼농사가 도입되어 쌀과 보리의 비축이 가능해지면서 안정적으로 식량을 확보하는 데 성공한다. 이것이 번영으로 이어지긴 했으나, 이러한 농작물 중심의 식생활은 원래 내재된 DNA와 어울리지 않는다.

　이런 점에서 보면 지질(지방)과 단백질을 섭취하고 살았어야 한다. 그런데 인간이 식생활을 바꾸었기 때문에 특히 최근 100년 만에 비만이나 생활습관병이 생겼다고도 할 수 있다.

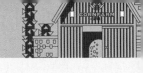

일본인의 식생활

조몬시대

채집

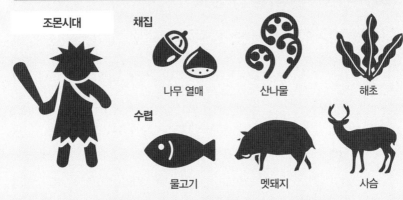

나무 열매   산나물   해초

수렵

물고기   멧돼지   사슴

17

본래 인간은 지방과 단백질로 살게 되어 있었다.
농작물 중심의 식생활은 DNA에 내재되어 있지 않았다.

야요이시대

농업 시작

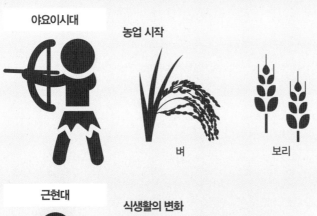

벼   보리

근현대

식생활의 변화

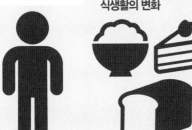

당질을 많이 섭취하는
식생활로 인해 비만이나
생활습관병이 생겼다!

인간은 원래 육식동물이었다!

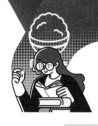

05 식생활의 변화와 당질이 가져온 현대병의 공포

일본 최초의 당뇨병 환자는 후지와라 미치나가?!

일본의 당뇨병 환자수가 이전에는 100명 중 1명 정도였다. 그런데 2015년 후생노동성의 조사에 따르면 당뇨병이 강하게 의심되는 사람의 비율이 남성의 19.5%, 여성의 9.2%까지 증가했다.

이처럼 일본에서 당뇨병 환자가 증가하기 시작한 것은 제2차 세계대전이 끝나고 20년 뒤의 일이다. 그 이유는 명확하다. 고도의 경제성장으로 생활이 풍부해지면서 주식인 쌀과 국수뿐만 아니라 설탕이 든 과자와 주스까지도 누구나 자유롭게 먹을 수 있게 되었기 때문이다.

그 이전 시대에는 당뇨병 환자가 거의 없었다. 기록으로 확인할 수 있는 일본인의 당뇨병은 지금으로부터 약 1000년 전 헤이안시대 권력자였던 후지와라 미치나가(藤原道長)의 말년 모습이다. 후지와라노 사네스케(藤原実資)의 일기인『소우기(小右記)』에는 미치나가가 급격히 말라 물을 자주 마시게 되고, 시력이 해마다 나빠져 눈앞의 인물을 판별하기도 어려웠다는 기록이 남아 있다.

미치나가가 당뇨병에 걸린 것은 당시 귀했던 당질을 평소에도 먹을 수 있는 특권계급이었기 때문이다. 일반인 중에는 당뇨병 환자가 없었다.

요컨대 현대인은 DNA에 새겨진 식생활을 마음대로 바꾸어버렸기 때문에 다양한 '생활습관병'에 시달리게 된 것이다.

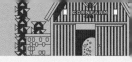

당뇨병 환자수는 해마다 증가 추세

과거에는 당뇨병 환자가 100명 중 1명 꼴로 발생하는 희귀한 질병이었다. 그런데 1997년 이후에는 당뇨병이 의심되는 사람의 비율도 매년 증가하고 있으며, 특히 남성은 약 1.6배로 크게 증가했다.

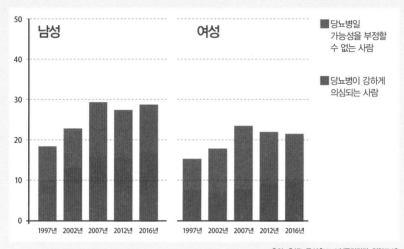

• 출처: 후생노동성 「2016년 '국민건강·영양조사'」

당뇨병이 증가하는 원인은 식생활의 변화

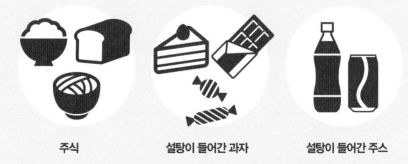

경제가 고도로 성장하면서 생활이 풍부해지자 흔치 않아 귀했던 당질을 누구나 쉽게 섭취할 수 있게 되었다. 인류 역사상 없었던 일이 생긴 것이다. 그 폐해로 당뇨병을 비롯한 생활습관병이 생겨났다.

식생활의 변화와 당질이 가져온 현대병의 공포

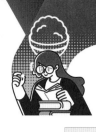

06 장수와 직결되는 당질 제한

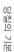

장수의 비결은 매일 배가 부르지 않게 먹는 것

배에 70%만 차도록 먹어야 장수한다. 믿기 어렵겠지만 이 사실은 히말라야원숭이를 이용한 수많은 동물실험에서 입증됐다. 대체 어떤 이유가 있는 걸까?

실험에서는 히말라야원숭이를 두 그룹으로 나눠 관찰했다. 한 그룹은 보통 먹던 양을 주어 포만 상태로 만들었고, 다른 한 그룹은 보통 때보다 식사량을 30% 줄임으로써 배가 덜 부른 상태로 만들었다. 후자의 히말라야원숭이는 식사량이 평상시의 70%밖에 되지 않기 때문에 3대 영양소인 단백질, 지방, 당질도 당연히 부족하게 된다.

여기서 포인트가 되는 것이 당질이다. 앞서 언급한 바와 같이 당질은 생명을 유지하는 데 필수 에너지원이므로 가급적 절약하며 효율적으로 사용하려고 하는 것이 동물의 기본 시스템이다.

그런데 평상시 먹는 양의 70%밖에 들어오지 않으면 그 시스템이 한계까지 가동되고, 동물이 본래 지닌 생명력이나 장수 유전자가 활성화되어 오래 사는 것이 아닐까 생각한다.

요컨대 항상 배부르게 먹으면 오히려 오래 살기 어렵다. 장수 유전자를 활성화시키기 위해서도 식사 관리는 필수적이다.

미국에서 진행한 히말라야원숭이 실험

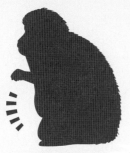

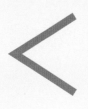

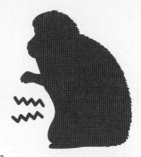

배가 부른 상태

기아 상태 원숭이가 더 건강하고
장수한다는 결과!

배가 덜 부른 상태
※칼로리를 30% 줄임

장수의 비결은 70%만 채우는 것

배가 부른 상태

배가 덜 부른 상태

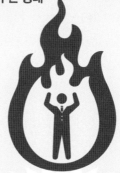

생명의 위협을 느끼지 않기 때문에
장수 유전자가 활성화하지 않는다.

인간의 생명력이 향상되고
장수 유전자가 활성화한다.

히말라야원숭이를 사용한 실험 결과, 장수 유전자가 활성화하는 것은 공복 상태인 것을 알 수 있었다. 생명 유지에 필수적인 당질이 부족하면 동물은 자신의 생명을 지키기 위해 장수 유전자를 활성화시키기 때문인 것으로 보인다.

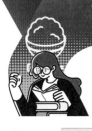

07 탄수화물을 먹지 않아도 되는 이유

에너지는 체내에서 만들어진다

당질이 체내에서 포도당으로 전환되어 모든 신체 활동에 필요한 에너지원으로 사용된다는 것은 앞에서 이미 설명했다. 당질을 제한하면 에너지 부족이 되어 신체에 악영향을 미칠 것 같은 생각이 들 수 있다. 하지만 안심해도 된다. 굶주린 상태에서도 살아남을 수 있게 체내에서 에너지를 만들어내는 기능이 있기 때문이다. 당질을 섭취하지 않아도 다른 방법으로 에너지를 얻을 수가 있다. 그 구조에 대해 살펴보겠다.

어떤 이유로 인해 당질이 부족하게 되면 혈중을 흐르는 포도당이 부족해진다. 그러면 간이나 근육 세포에 저장되어 있던 글리코겐을 분해해서 포도당으로 전환한 후 혈중에 방출함으로써 에너지원을 만든다. 그리고 이 글리코겐도 다 떨어지면 이번에는 지방세포에 있는 중성지방이 에너지로 사용되고, 일부는 포도당이 되어 혈액 속으로 되돌아온다.

이런 구조로 되어 있기 때문에 당질을 섭취하지 않아도 체내에서 에너지를 만들 수가 있다. 그러므로 어떤 이유로 전혀 식사를 하지 못하더라도 물을 마실 수 있다면 어느 정도는 살 수 있다. 지방세포의 중성지방이 에너지로 바뀌게 되면 살이 빠진다. 이것이 바로 당질 제한을 통해 살을 빼는 메커니즘인 것이다.

혈중 포도당이 떨어지면……

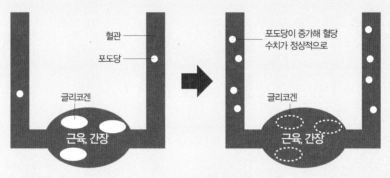

혈관

포도당

글리코겐

근육, 간장

포도당이 증가해 혈당
수치가 정상적으로

글리코겐

근육, 간장

혈중 포도당이 적으면……　　　　**글리코겐을 분해하여 혈중에 포도당을 방출**

글리코겐도 다 떨어져 버리면……

에너지로!

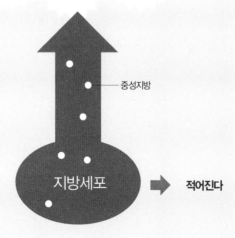

중성지방

지방세포　➡　**적어진다**

탄수화물을 먹지 않아도 되는 이유

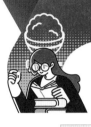

08 식후 졸음은 당질이 원인?!

졸음의 원인은 저혈당일 수도 있다

점심시간에 동료와 너무 많이 먹는 바람에 오후에 열린 중요한 회의에서 졸아버린 적이 있는 분들도 많을 것이다. 이런 현상은 과다 섭취한 당질로 인해 혈당 수치가 상승하고 그 반동으로 급격히 내려가 저혈당 상태가 되었기 때문인지도 모른다.

식사를 하면 혈중 포도당이 증가하기 때문에 혈당 수치가 올라간다. 이 혈당 수치를 낮추기 위해 췌장에서 인슐린이라는 물질을 분비하여 혈중 포도당을 줄인다. 그러면 뇌에 돌고 있던 포도당이 급격히 줄어 일시적으로 졸린 현상이 생긴다.

충분한 수면을 취했는데도 늘 점심 식사 후 졸리는 경우는 당질 과다 섭취가 원인일 수도 있다. 그런 분들은 점심에는 당질을 억제한 메뉴를 선택하여 꼭꼭 씹어 천천히 먹도록 한다. 그렇게 먹으면 개선될 가능성이 크다.

직장 근처에는 당질이 가득한 음식만 있다면 먹거리가 무궁무진한 편의점을 이용해볼 것을 권한다. 이곳에서는 단백질이 듬뿍 들어 있는 치킨 샐러드나 저당질로 배를 채울 수 있는 어묵 등 건강한 식사를 할 수 있다. 잘 활용하면 좋을 듯하다.

혈당 수치가 오르면 인슐린이 분비된다

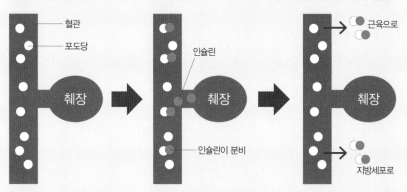

혈관
포도당

췌장

당질을 섭취하면 혈중 포도당
이 늘어난다(혈당이 올라간다).

인슐린

췌장

인슐린이 분비

췌장에서 인슐린이 분비되어
여분의 포도당을 세포 속으로
흡수한다.

근육으로

췌장

지방세포로

포도당이 근육과 지방세포로
저장되고, 혈당 수치는 정상
이 된다.

25

지나친 당질 섭취는 졸음을 불러온다

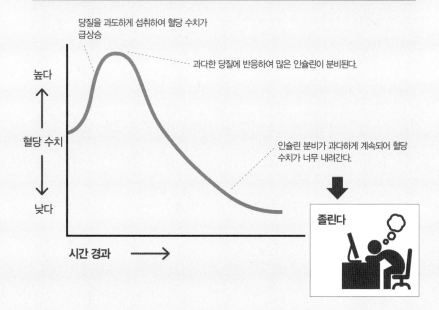

당질을 과도하게 섭취하여 혈당 수치가
급상승

높다

혈당 수치

낮다

과다한 당질에 반응하여 많은 인슐린이 분비된다.

인슐린 분비가 과다하게 계속되어 혈당
수치가 너무 내려간다.

시간 경과

졸린다

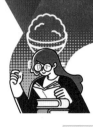

09 캔 커피와 주스에는 몸에 해로운 독이 있다

수분 공급에는 질 좋은 물이 최고!

매일 아침 회사에서 캔 커피를 마시는 사람이 있다. 습관처럼 마시는 사람을 흔히 보지만, 사실 캔이나 페트병에 담긴 '커피음료'는 다량의 설탕이 들어 있어 이로운 점보다는 해로운 점이 많다. 상품에 따라 다르지만 저당이라고 되어 있는 상품이라도 각설탕 약 2개 분량의 당질이 들어 있고, 용량이 많은 페트병의 경우는 무려 각설탕 10개 이상의 당질이 들어 있다.

비타민과 식이섬유를 섭취할 수 있어 여성을 중심으로 인기가 있는 채소주스도 과일을 많이 사용하기 때문에 그만큼 당질이 많이 함유되어 있다. 채소니까 몸에 좋을 것이라고 생각하기 쉽지만, 실제로는 많은 당질을 섭취하게 되므로 매일 아침 마시면 비만이나 당뇨병의 원인이 될 수 있다.

과일주스나 스무디에도 주의

과일주스에는 채소주스보다도 당질이 더 많이 들어 있다. 생과일주스는 건강에 더 좋아 보이기는 하지만 한 컵 분량을 만드는 데 많은 과일을 사용하므로 더욱 주의할 필요가 있다. 한때 다이어트에 효과가 있다고 해서 화제가 된 스무디도 과즙이 많이 들어 있어 당질을 과다 섭취하는 사람들은 마시지 않는 것이 좋다.

캔 커피와 주스는 당질만 가득하다!

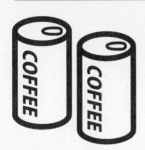

캔 커피

달지 않은 타입이라도 각설탕 2개는 들어간다. 용량이 많은 페트병 타입이라면 각설탕 10개 이상의 당질이 함유되어 있다.

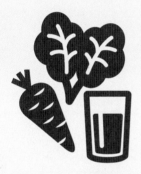

채소주스

일반적인 종이팩(200ml) 제품에는 각설탕 3개 이상의 당질이 함유되어 있다. 과일이 많이 함유된 타입에는 당질이 더 많이 들어있다.

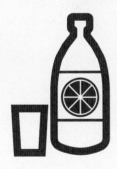

오렌지주스(과일주스)

과즙 100% 종이팩(200ml)에는 각설탕 2.5개 이상의 당질이 함유되어 있다. 과일을 짜서 만드는 생과일주스에는 과일이 많이 들어가므로 당질도 그만큼 많다.

'건강을 위해서'라는 생각으로 매일 아침 채소와 과일주스를 마시면 비만과 당뇨병의 원인이 되므로 주의해야 한다!

캔 커피와 주스에는 몸에 해로운 독이 있다

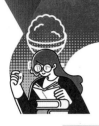

10 비만을 가속시키는 당질 중독 상태란?

당질도 마약처럼 의존성이 있다!

수렵채집생활을 하던 인간은 늘 굶주렸다. 그 기억 때문에 살기 위해서는 기회가 있을 때마다 당질을 섭취해야 한다는 생각이 인간의 뇌에 내재되어 있다. 그리고 당질을 섭취하면 그 보상으로 행복을 느낄 수가 있다.

당질을 섭취하여 혈당이 상승하면 도파민과 세로토닌이 방출되어 뇌가 쾌락을 느끼고 기분이 좋아진다. 이 쾌락을 느끼는 상태를 지복점(至福點)이라고 한다.

그런데 중요한 것은 뇌의 쾌락이 매우 위험하다는 점이다. 몸이 당질을 필요로 하지 않는 상태에서도 쾌락을 얻기 위해 당질을 섭취하기 때문이다. 이런 현상을 '당질 중독'이라고 하는데, 이것이 과식이나 비만의 원인이 되고 있다.

당질 중독이 무서운 것은 의지의 문제가 아니라는 점이다. 뇌가 쾌락을 얻기 위해 '당질을 섭취하라'고 지령을 내려 버리니 멈출 수가 없다.

특히 혈당이 급격하게 상승하지 않도록 주의해야 한다. 급격히 상승한 혈당 수치를 낮추기 위해 다량의 인슐린이 분비되면 혈당이 급격히 떨어져 졸음, 짜증 같은 불쾌한 증상이 생긴다. 그러면 혈당을 올리기 위해서 또 다시 당질이 먹고 싶어진다. 바로 중독 상태가 되는 것이다. 요컨대 당질은 마약처럼 의존성이 있는 물질이라고 할 수 있다.

당질 중독이 일이나는 구조

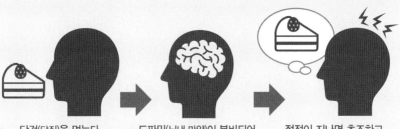

단것(당질)을 먹는다.

도파민(뇌내 마약)이 분비되어
쾌감을 얻는다.

절정이 지나면 초조하고
단것이 무척 먹고 싶어진다.

다음에는 더 먹지 않으면 쾌감을 얻을 수 없다.　이윽고 중독으로!

당질 중독 시의 혈당 수치 움직임

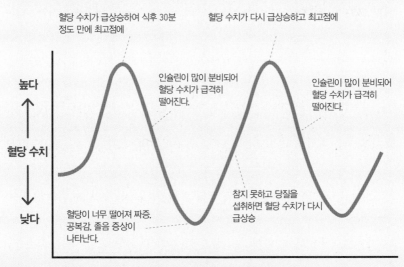

혈당 수치가 급상승하여 식후 30분
정도 만에 최고점에

혈당 수치가 다시 급상승하고 최고점에

인슐린이 많이 분비되어
혈당 수치가 급격히
떨어진다.

인슐린이 많이 분비되어
혈당 수치가 급격히
떨어진다.

높다

혈당 수치

낮다

혈당이 너무 떨어져 짜증,
공복감, 졸음 증상이
나타난다.

참지 못하고 당질을
섭취하면 혈당 수치가 다시
급상승

시간 경과 ⟶

비만을 가속시키는 당질 중독 상태란?

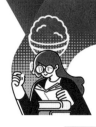

11 나이보다 늙어 보이는 것은 최종당화산물 탓이다

건강을 해치는 인류 최대의 적

산화는 노화의 원인으로 유명하다. 껍질을 벗긴 사과 표면이 갈색으로 변색되는 것처럼 산소에 의해 세포가 녹슨 것 같은 상태가 되어 버리는 현상이 산화다.

또 하나 노화의 원인이 되는 현상이 있다. 단백질이 포도당과 결합되어 열화하는 '당화(녹말이나 다당류가 효소나 산의 작용으로 가수 분해되어 단당류나 이당류를 생성하는 반응)'라는 반응으로, 표면이 탄 것 같은 상태다. 이 반응으로 만들어지는 것이 최종당화산물(AGEs : Advanced Glycation End products)이다.

최종당화산물은 한 번 생성되면 좀처럼 체외로 배출되지 않고 신체의 다양한 조직을 파괴해 노화의 원인을 만드는 매우 질이 나쁜 물질이다. 특히 혈관, 신장, 근육, 콜라겐에 큰 해를 준다. 고혈압이나 심근경색, 뇌졸중, 골다공증, 알츠하이머, 암과 같은 심각한 질환과도 관계가 있으며, 피부의 주름이나 기미 등 노화현상에도 악영향을 미친다.

최종당화산물을 축적하지 않기 위해서는 당질의 과다 섭취를 피하고 여분의 당질을 없애는 것이 무엇보다 중요하다. 또한 최종당화산물이 들어 있는 식품을 먹어도 축적되기 때문에 주의가 필요하다. 산소나 포도당은 생명을 유지하는 데 반드시 필요하다. 하지만 먹는 음식이 노화를 부를 수도 있다는 것을 알아야 한다.

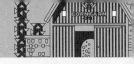

최종당화산물이 생성되는 구조와 영향

최종당화산물(AGEs : Advanced Glycation End products)은 나이가 들수록 자연스럽게 늘어나는데, 당질을 과다 섭취하면 가속도적으로 늘어난다.

체내에서 최종당화산물이 생성된다

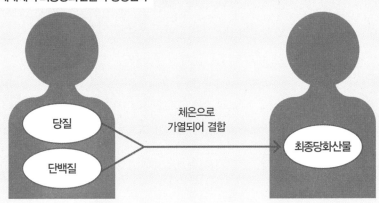

당질

단백질

체온으로
가열되어 결합

최종당화산물

체외에서 유입된다

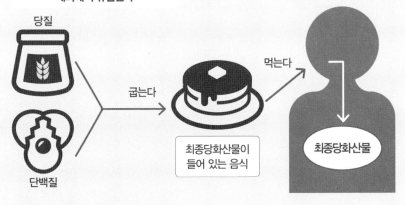

당질

단백질

굽는다

최종당화산물이
들어 있는 음식

먹는다

최종당화산물

최종당화산물이 축적되면……

피부에 축적되면……기미, 주름
혈관에 축적되면……동맥경화

신장에 축적되면……신증
뼈에 축적되면……골다공증

이 외에도 뇌경색, 심근경색, 당뇨병, 알츠하이머, 암 등에도 영향을 미친다.

나이보다 늙어 보이는 것은 최종당화산물 탓이다

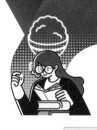

12 노화로 이어지는 식품은 이것이다!

고온에서 조리할수록 증가하는 최종당화산물

노화의 원인이 되는 최종당화산물(30페이지 참조)은 대체 어떤 식품에 많이 들어 있는 것일까? 가장 알기 쉬운 예를 들어보자면 노르스름하게 구워진 팬케이크나 와플 등에 많이 들어 있다. 식빵이라면 속 부분보다는 갈색 빛을 띠는 가장자리에 최종당화산물이 많다. 하지만 식빵을 토스트하면 속 부분에도 최종당화산물이 크게 증가한다.

이와 같이 같은 식품이라도 조리법에 따라 최종당화산물의 함유량이 달라진다. 기본적으로 날 것이 가장 적고 삶은 것, 찐 것, 구운 것, 튀긴 것 순으로 늘어난다. 고온에서 조리할수록 최종당화산물이 늘어난다고 보면 된다.

이렇게 생각하면 우리는 최종당화산물이 함유된 식품에 둘러싸여 살고 있다는 것을 알 수 있다. 그렇다면 식품으로 섭취한 최종당화산물은 어느 정도 체내에 남는 것일까? 최종당화산물의 대부분은 소화 시 분해되지만 대략 10%가 체내에 흡수되고 이 중 0.6%~0.7%가 장기간 체내에 남는다.

미미한 양이라고 느낄 수도 있다. 하지만 최종당화산물은 좀처럼 체외로 배출되지 않는데다 매일 3끼먹는 것이기 때문에 점점 축적된다는 사실을 잊어서는 안 된다. 같은 재료라도 가급적 굽거나 튀기지 않는 조리법을 선택하도록 하자.

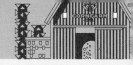

최종당화산물(AGEs)이 많은 식품

당질이 많은 식품을 노릇노릇하게 굽거나 튀긴 음식

와플

팬케이크

포테이토칩

감자튀김

고온으로 조리한 음식

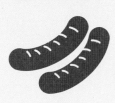
소시지

치킨 너겟

로스트비프

햄버거

같은 식품이라도 조리법에 따라 최종당화산물의 함유량이 달라진다

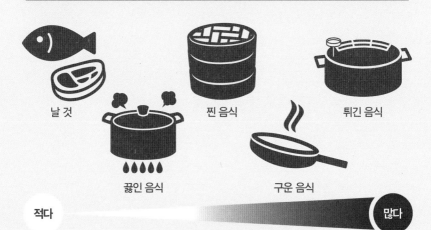

날 것

찐 음식

튀긴 음식

끓인 음식

구운 음식

적다 ➡ 많다

고온에서 조리할수록 최종당화산물이 증가!

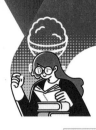

13 당분을 섭취하지 않으면 뇌가 움직이지 않는다?

뇌의 에너지는 당질만이 아니다

'당분이 부족하면 머리회전이 잘 안 된다'며 단것을 먹는 사람이 있는데, 이는 잘못된 생각이다. 물론 포도당은 뇌뿐만 아니라 신체 조직 속에서 에너지원으로 소비된다. 하지만 포도당이 부족하면 인간은 지방을 에너지로 사용한다. 이때 생기는 케톤체라는 물질도 뇌의 에너지로 이용할 수 있다.

인간에게 포도당과 케톤체라는 두 가지 에너지원이 있는 이상 뇌의 영양이 고갈되는 일은 살아 있는 한 일어나지 않는다. 당질은 인간에게 귀중한 영양소이므로 먹으면 행복을 느끼게 되어 있다. 하지만 욕구를 채우기 위해서 단것을 먹거나 마시면 오히려 당질 과다로 혈당 수치가 오르내려 머리회전이 둔화되기 때문에 능률이 떨어질 수도 있다.

단것을 먹으면 머리가 맑아진다고 느끼는 사람이 있을지도 모르나 그것은 혈당이 급격하게 상승해 도파민이나 세로토닌이 분비된 상태일 뿐이다. 그 후에 바로 저혈당에 빠지고 또 단 음식물을 먹고 싶어지는 악순환에 빠질 가능성이 있다. 특히 혈당이 단시간에 오르기 쉬운 액체로 된 당질에는 주의해야 한다. 아무 생각 없이 단것을 섭취할 것이 아니라 정상적인 혈당이 유지되도록 유의하는 것이 좋다.

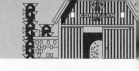

포도당이 부족하면 케톤체가 생긴다

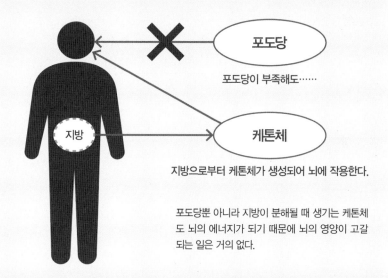

포도당이 부족해도……

지방으로부터 케톤체가 생성되어 뇌에 작용한다.

포도당뿐 아니라 지방이 분해될 때 생기는 케톤체도 뇌의 에너지가 되기 때문에 뇌의 영양이 고갈되는 일은 거의 없다.

혈당 수치가 심하게 오르내리는 사람과 평균적인 사람의 차이

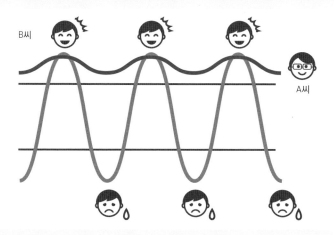

혈당 수치가 심하게 오르내리는 B씨보다 혈당을 일정하게 유지하는 A씨 뇌가 활발히 움직인다.

당분을 섭취하지 않으면 뇌가 움직이지 않는다?

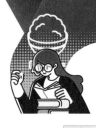

14 에너지원 ATP가 생성되는 메커니즘

당질로부터 에너지를 얻는 구조

여기서는 몸을 움직이는 에너지가 어떻게 생성되는지, 그 구조에 대해 소개한다.

우리가 음식으로 당질을 섭취하면 체내에서 포도당으로 분해되고 산소와 반응하여 물과 이산화탄소와 아데노신3인산(adenosine triphosphate, ATP)이라는 물질을 생성한다. 이 세 물질을 신체 활동에 필요한 에너지원으로 사용한다. 즉, 당질은 인간이 살아가는 데 소중한 에너지원이다. 그렇기 때문에 우리 몸은 당질을 탐내게 되어 있다. 식량이 부족했던 시절에는 의학자들이 설탕을 만능약이라고 했을 정도로 즉시 에너지가 되는 귀중한 존재였다.

하지만 풍요로운 시대가 된 지금은 당질 함유 식품이 주변에 넘쳐난다. 그런데 당질을 먹고 싶은 만큼 먹어 버리면 여분의 당질이 체지방으로 축적되어 비만이 진행된다.

당질 제한을 하면 포도당이 부족하게 되는데, 그 부족한 부분은 글리코겐이나 지방을 사용하여 보충한다. 글리코겐은 포도당으로 전환하여 사용되는 반면 지방은 β-산화(지방산이 세포의 미토콘드리아에서 연속적으로 분해되는 현상)라는 작용에 의해 직접 에너지로 사용된다. 그 때문에 지방을 소모시켜서 살을 뺄 수 있는 것이다.

포도당과 산소가 결합하여 ATP가 만들어진다

기본 구조

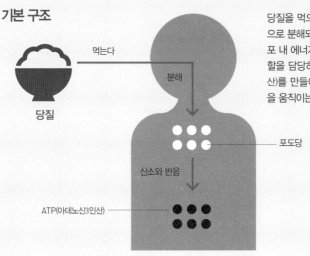

먹는다

당질

분해

포도당

산소와 반응

ATP(아데노신3인산)

당질을 먹으면 체내에서 포도당으로 분해되고 산소와 반응해 세포 내 에너지대사에 필수적인 역할을 담당하는 ATP(아데노신3인산)를 만들어낸다. 이 ATP가 몸을 움직이는 에너지가 된다.

당질 과다가 되면……

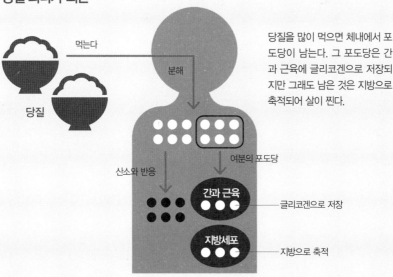

먹는다

당질

분해

여분의 포도당

산소와 반응

간과 근육 — 글리코겐으로 저장

지방세포 — 지방으로 축적

당질을 많이 먹으면 체내에서 포도당이 남는다. 그 포도당은 간과 근육에 글리코겐으로 저장되지만 그래도 남은 것은 지방으로 축적되어 살이 찐다.

37

에너지원 ATP가 생성되는 메커니즘

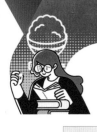

15 장내 세균을 악화시키는 스트레스

스트레스도 고혈당의 원인이 된다

　　스트레스도 혈당 수치를 올리는 요인으로 작용하므로 무시할 수 없는 존재이다. 현재 사회에서는 날마다 다양한 스트레스를 받는데, 이것이 쌓이면 몸에 여러 가지 악영향이 생긴다.

　우선 우리가 스트레스를 느낄 때 아드레날린이 분비되어 흥분 상태가 된다. 그 자체는 일시적으로 나타나는 현상이므로 특별히 문제가 되지는 않는다. 하지만 그런 스트레스를 오래 끌면 아드레날린을 대신하여 코르티솔이라는 부신피질 호르몬이 나온다. 스트레스가 과도하게 가해지면 점차 면역력이 떨어져 다양한 질병에 걸리기 쉽다. 게다가 스트레스는 혈당 수치까지 높인다. 혈당이 올라가면 비만으로 이어지기 때문에 스트레스는 비만과 당뇨병의 원인이라고 할 수 있다.

　스트레스는 장내 환경을 나쁘게 만들기도 한다. 장내에는 1,000종류가 넘는 세균이 존재하고, 그 중의 선옥균(유익균)과 악옥균(유해균)의 균형이 다양한 질병에 영향을 미치는데 스트레스를 받으면 악옥균이 증가해 버린다. 이와 더불어 다음 페이지에서 소개하는 장 누수 증후군(Leaky gut syndrome)을 일으키기도 한다. 이것은 장 점막에 작은 구멍이 뚫려 노폐물의 독소를 체내에 흡수해 버리는 증상이다. 스트레스를 쌓아두면 이러한 증상이 나타나므로 빨리 해소하는 것이 좋다.

스트레스와 코르티솔

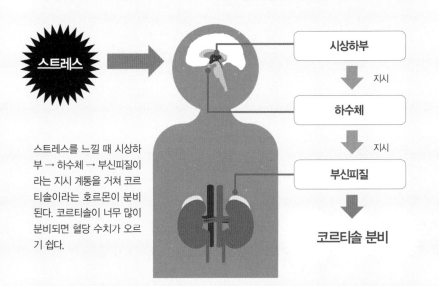

스트레스

시상하부

↓ 지시

하수체

↓ 지시

부신피질

↓

코르티솔 분비

스트레스를 느낄 때 시상하부 → 하수체 → 부신피질이라는 지시 계통을 거쳐 코르티솔이라는 호르몬이 분비된다. 코르티솔이 너무 많이 분비되면 혈당 수치가 오르기 쉽다.

장 누수 증후군은?

정상 상태의 장 점막

불필요한 노폐물은 차단되어 대변으로

장 누수 증후군

점막에 구멍이 뚫린다.

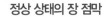

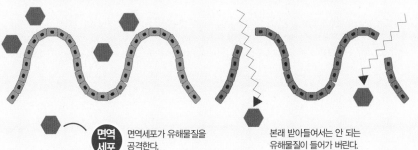

면역 세포 면역세포가 유해물질을 공격한다.

본래 받아들여서는 안 되는 유해물질이 들어가 버린다.

장내세균의 균형이 무너졌을 때 생기는 증상 중 하나이다. 장막에 구멍이 뚫려 유해물질을 받아들이게 되면 크론병이나 식품 알레르기, 류마티스 관절염 등이 생긴다.

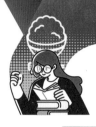

16 탄수화물을 선택할 때
주의해야 할 점

당질이라는 점에서는 큰 차이가 없다

한마디로 탄수화물이라고 해도 다양한 식품이 있다. 우리가 주식으로 먹는 흰 쌀밥이나 식빵, 우동 등은 정제 탄수화물이다. 그리고 현미, 통밀 같은 정제하지 않은 비정제 탄수화물도 있다.

정제 탄수화물은 먹기 좋고 보기 좋게 하기 위해 자연계에 있는 탄수화물을 깎아낸 것이다. 반면 정제하지 않은 자연 그대로의 탄수화물을 비정제 탄수화물이라고 하는데, 비타민, 무기질, 식이섬유 같은 영양소가 정제된 것보다 많이 남아 있다.

이 둘의 양이 같으면 당질의 섭취량은 같아서 혈당 수치의 관점에서는 큰 차이가 없다. 하지만 빵은 제조과정에서 설탕이나 첨가물을 넣는 경우가 많아 주의가 필요하다. 발효과정에서 이스트(효모)를 사용하는 이스트 푸드에는 발암성이 있다는 지적도 있다. 당질의 문제보다는 이러한 첨가물을 넣는다는 점에서 일반적으로 판매되는 빵은 먹지 않는 것이 좋다. 빵을 먹으려면 첨가물을 사용하지 않고 천연효모로 발효시킨 통밀빵을 선택하기 바란다. 어쨌든 유통기한이 긴 식품은 피하는 것이 좋다.

정제된 당질과 정제되지 않은 당질

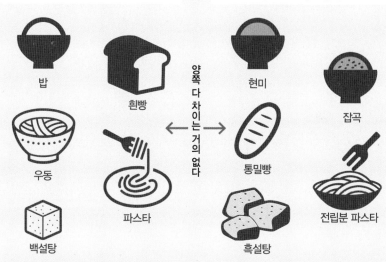

정제된 당질		정제되지 않은 당질
밥		현미
흰빵	양쪽 다 차이는 거의 없다	잡곡
우동		통밀빵
파스타		전립분 파스타
백설탕		흑설탕

탄수화물은 정제한 것과 정제하지 않은 것으로 크게 나눌 수 있다. 정제하지 않은 것이 무기질과 식이섬유 등 영양이 풍부하지만, 당질을 섭취한다는 점에서는 모두 동일하다.

같은 빵이라도 천연효모를 사용해 만든 통밀빵을 먹는다!

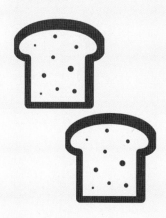

① 천연효모가 좋은 이유

발암성이 의심되는 이스트 푸드를 이용하지 않고 천연효모로 발효시킨 빵은 안전한 빵이라고 할 수 있다.

② 통밀이 좋은 이유

일반 흰빵에 비해 통밀빵에는 비타민이나 무기질, 식이섬유 등 영양분이 많이 남아 있다.

탄수화물을 선택할 때 주의해야 할 점

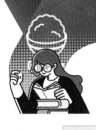

17 　과일을 먹으면 살이 아주 많이 찐다

포도당과 과당의 성질은 다르다

　　　같은 당질이라도 밥이나 빵 같은 주식과 과일에 들어 있는 단것은 다르다. 당질의 종류가 다르고 그 특징도 다르다.

　밥이나 빵을 비롯한 주식은 체내에서 포도당으로 분해되어 에너지원이 된다. 이에 반해 과일에 함유되어 있는 당질은 주로 과당이라고 하는 물질이다. 포도당은 과당에 비해 에너지가 되기 쉽기 때문에 체내에서는 먼저 포도당부터 소비된다. 과당은 에너지로서는 즉시 사용되지 않고 지방으로 축적된다. 말하자면 과당은 비만과 직결되는 당질인 것이다. 과일에는 건강한 이미지가 잘 정착되어 있지만, 많이 먹으면 살이 찌기 쉽다.

　포도당과 과당은 당질 중 최소 단위 물질로 단당류이다. 당질에는 이 밖에도 단당류가 2개 결합한 이당류와 단당류가 여러 개 결합한 다당류가 있다. 단당류, 이당류, 다당류의 특징으로 들 수 있는 것은 작은 당질일수록 몸에 흡수되기 쉽다는 점이다. 단당류와 이당류는 먹으면 바로 혈당이 올라가지만, 다당류는 소화하는 데 시간이 걸리기 때문에 당질 중에서는 혈당 수치가 가장 완만하게 오른다. 설탕은 포도당과 과당이 결합된 형태로 되어 있어 최악이라고 할 수 있다.

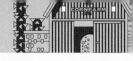

단당류 · 이당류 · 다당류란?

단당류(당질의 가장 작은 단위)

포도당(글루코오스)	체내에서 에너지로 사용되는 당질로 주식은 최종적으로 포도당의 형태가 된다.
과당(프룩토오스)	가장 달고 물에 잘 녹는 당질이다. 과실 등에 함유되어 있다.
갈락토오스	포도당과 비슷한 당질로 유제품이나 껌 등에 함유되어 있다.

이당류(단당류가 2개 결합한 것)

자당(스크로스)	포도당+과당. 설탕의 주성분이다.
유당(락토오스)	포도당+갈락토오스. 우유나 유제품에 함유되어 있다.
맥아당(말토오스)	포도당+포도당. 엿기름에 함유되어 있다.

다당류(단당류가 많이 결합한 것)

전분	포도당의 중합체. 쌀과 옥수수, 뿌리채소 등에 함유되어 있다.
셀룰로오스	포도당의 중합체. 식이섬유에 함유되어 있어 물에 잘 녹지 않는다.
글리코겐	포도당의 중합체. 체내에서 합성되어 에너지원으로 저장된다.

단당류

○ 포도당(글루코오스)
◐ 과당(프룩토오스)
● 갈락토오스

이당류

○◐ 자당(스크로스)
○● 유당(락토오스)
○○ 맥아당(말토오스)

다당류

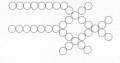

전분(아래 2개의 집합체)

셀룰로오스
(직선적인 구조)

글리코겐
(가지가 많은 구조)

43

과일을 먹으면 살이 아주 많이 찐다

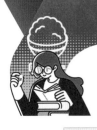

18 탄수화물의 과다 섭취는 사망 위험이 높다?!

의학전문지가 발표한 충격적인 사실

2017년, 의학전문지 '랜싯'에 탄수화물 과다 섭취에 따른 리스크 연구논문이 발표되어 세계적으로 화제가 되었다. 이 연구논문은 세계 18개국 총 약 13만 5,000명을 대상으로 10년에 걸쳐 식생활의 균형과 사망 및 생활습관병의 관계를 조사한 것이다. 기존의 비슷한 연구논문과는 달리 서양뿐만 아니라 아시아, 중동, 아프리카 등 다양한 식문화 국가를 대상으로 검증해 주목을 받았다.

다음 페이지에 있는 표는 그 연구 결과의 일부를 인용한 것이다. 탄수화물·지방·단백질의 섭취율을 높은 사람부터 낮은 사람까지 5개 그룹으로 나누고 각 그룹의 평균치를 비교했다. 이 연구논문의 결론에는 탄수화물 섭취량이 많은 그룹일수록 사망률이 높다는 점을 거론했다. 다음 페이지 상단의 표를 보면 탄수화물 섭취량이 60% 이상이 되었을 때 갑자기 사망률이 높아진다는 것을 알 수 있다.

반면 지방은 섭취량이 적을수록 사망률이 높고, 뇌졸중 발생율도 높은 것으로 나와 있다. 지방은 많이 섭취해도 안전하다. 다만 지방 섭취량이 낮은 그룹은 그 분량만큼 탄수화물을 많이 섭취하는 경향이 있으므로 그 영향이 나왔을 가능성도 있다. 어쨌든 탄수화물에 치우친 식생활이 위험한 것은 사실이라고 봐도 좋을 것이다.

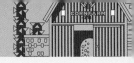

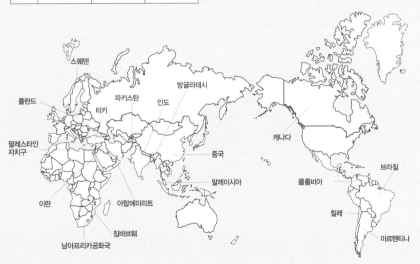

의학전문지 랜싯의 연구결과에 의히면……

■ 탄수화물의 섭취량과 건강에 대한 영향

그룹	탄수화물의 섭취량	사망률	뇌졸중 발생률
1	46.4%	4.1%	1.4%
2	54.6%	4.2%	1.6%
3	60.8%	4.5%	1.8%
4	67.7%	4.9%	2.4%
5	77.2%	7.2%	2.7%

■ 지방의 섭취량과 건강에 대한 영향

그룹	지방의 섭취량	사망률	뇌졸중 발생률
1	10.6%	6.7%	3.0%
2	18.0%	5.1%	2.3%
3	24.2%	4.6%	1.6%
4	29.1%	4.3%	1.6%
5	35.3%	4.1%	1.3%

■ 단백질의 섭취량과 건강에 대한 영향

그룹	단백질의 섭취량	사망률	뇌졸중 발생률
1	10.8%	8.5%	1.8%
2	13.1%	5.4%	2.2%
3	15.0%	3.7%	2.4%
4	16.9%	3.2%	2.1%
5	19.7%	3.6%	1.6%

※의학전문지 《랜싯》 온라인판(2017년 8월 29일 발행)에 발표된 논문에서 인용

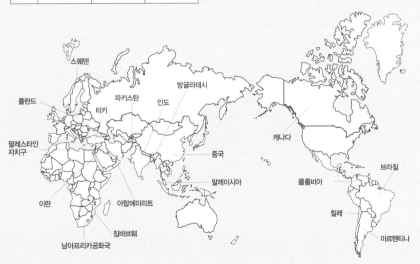

스웨덴
폴란드
팔레스타인 자치구
파키스탄
터키
인도
방글라데시
이란
아랍에미리트
짐바브웨
남아프리카공화국
중국
말레이시아
캐나다
콜롬비아
브라질
칠레
아르헨티나

※ 상기 18개국에서 13만 5000여 명을 대상으로 10년간 조사한 것

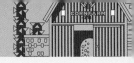
COGINFARM

45

탄수화물의 과다 섭취는 사망 위험이 높다?!

어느 쪽을
선택할까?

당질이 적은 쪽을 선택하라!

칼럼 ❶
COLUMN

외식을 할 때에도 어떤 식사를 선택하느냐에 따라 당질의 양이 달라진다.
여기서는 점심으로 어떤 것을 먹으면 좋을지 소개한다.

스테이크	**VS.**	판메밀

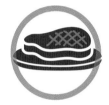

스테이크는 고기, 즉 단백질 덩어리이기
때문에 탄수화물이 풍부한 판메밀보다 당
질이 훨씬 적다. 다만 스테이크 소스에는
고당질인 것도 있으므로 잘 골라야 한다.

연어 소테	**VS.**	나폴리탄 스파게티

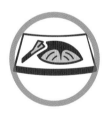

나폴리탄 스파게티는 양파, 피망, 햄 등과
함께 토마토케첩으로 볶기 때문에 원래
고당질이다. 간단히 양념해서 만드는 저
당질의 연어 소테 쪽을 더 추천하고 싶다.
무슨 일이 있어도 스파게티를 먹고 싶다
면 올리브유를 듬뿍 넣은 페페론치노 스
파게티를 선택하도록 하자.

튀김	**VS.**	채소볶음

튀김은 튀김옷에 당질이 많은 밀가루가 사
용되는데다 연근이나 고구마를 튀김재료
로 사용하는 경우도 있어 당질이 지나치게
많을 수 있다. 튀김보다는 당질이 적은 채
소볶음을 추천한다.

제 2 장

당질과 건강의 관계

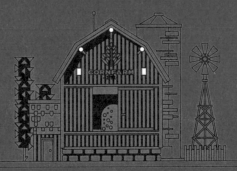

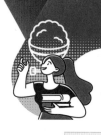

19 당질 과다 섭취는 '당뇨병'의 근원

당질을 제한하면 당뇨병도 예방할 수 있다

당질 제한의 목적은 단순히 살을 빼는 데 있는 것이 아니라 당뇨병 예방에도 있다. 당뇨병은 이제 국민병이라고 할 수 있는 질병이다. 2016년 국민건강 · 영양조사에 따르면 '당뇨병이 강하게 의심되는 사람'과 '당뇨병 가능성을 부정할 수 없는 사람'의 추계 인원은 총 2,000만 명에 이른다. 이제 6명 중 1명이 당뇨병 또는 그 예비군인 셈이다. 당뇨병은 다음 페이지를 보면 알 수 있듯이 제1형과 제2형이 있으며, 전체의 90%는 생활습관으로 인한 제2형 당뇨병이다. 당질의 과다 섭취나 운동 부족 같은 생활습관에 의해 당뇨병이 생기는 사람이 얼마나 많은지 잘 알 수 있다.

당질을 섭취해 혈중 포도당이 많아지면 췌장에서 인슐린이 분비되어 혈당을 낮춘다. 하지만 당질을 과다 섭취하여 췌장에 무리가 되면 결국 인슐린이 정상적으로 분비되지 않아 혈당을 제대로 제어할 수 없게 된다. 아무 대책도 세우지 않고 그 상태로 두면 당뇨병이 되어 버리는 것이다.

당뇨병이 생기기 전 단계라면 당질 제한을 하면 건강한 상태로 돌아갈 수도 있다. 하지만 당뇨병이 되면 더 이상 치료할 수가 없다. 그렇게 되지 않기 위해서는 평소 당질을 너무 많이 섭취하지 않도록 주의하여 정상적인 혈당을 유지하는 것이 중요하다.

제1형 당뇨병과 제2형 당뇨병

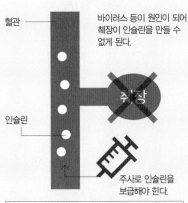

제1형 당뇨병

혈관

인슐린

바이러스 등이 원인이 되어 췌장이 인슐린을 만들 수 없게 된다.

주사로 인슐린을 보급해야 한다.

당뇨병 전체의 10%

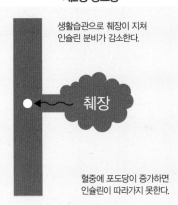

제2형 당뇨병

생활습관으로 췌장이 지쳐 인슐린 분비가 감소한다.

혈중에 포도당이 증가하면 인슐린이 따라가지 못한다.

당뇨병 전체의 90%

일본 당뇨병 환자수의 추이

당뇨병 환자와 예비군을 합하면 약 2,000만 명이다. 1955년부터 2002년 사이에 당뇨병 환자가 31.5배로 증가했다는 데이터도 있다. 생활습관을 바로잡아야 할 필요가 있음을 알 수 있다.

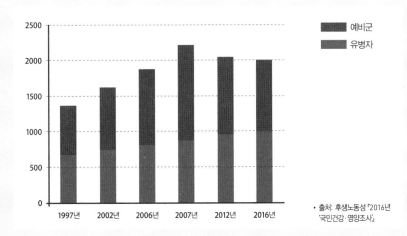

예비군
유병자

• 출처: 후생노동성 「2016년 '국민건강·영양조사」

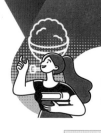

20 여러 가지 질병에 걸리기 쉬운 상태란?

당뇨병은 그 자체보다는 합병증이 무섭다

당질 과다 섭취 등 생활습관으로 인해 생기는 당뇨병에 대해 좀 더 자세히 알아보겠다. 당뇨병인지 아닌지 여부를 판단하는 기준은 다음 페이지에 소개했다. 다만 이 기준 이상이라도 자각 증상이 없기 때문에 자신이 당뇨병에 걸렸다는 사실을 깨닫지 못하는 사람도 많다. 건강 검진에서 당뇨병이 의심될 경우에는 당뇨병 전문의한테 정밀 검사를 받아야 한다. 일단 당뇨병이 생겨 버리면 당질을 조금만 섭취해도 혈당이 급격히 올라가기 때문에 더 이상 정상으로 돌아가지 않는다. 당질 제한을 하면 혈당은 정상적으로 유지되지만, 그것은 그때의 혈당 수치가 정상일 뿐이지 당뇨병이 나은 것은 아니다.

당뇨병 자체는 혈당 조절만 잘 된다면 그리 위험한 병이 아니다. 하지만 당뇨합병증은 생명을 위협할 수 있기 때문에 반드시 예방해야 한다. 당뇨병 신증, 당뇨병 망막증, 당뇨병 신경 장애는 당뇨병의 3대 합병증으로 유명하다. 그 외에도 암이나 심근경색, 뇌졸중, 치매, 골다공증, 치주 질환 같은 질병에 걸릴 위험이 높아진다. 당뇨병 환자는 그렇지 않은 사람에 비해 평균 수명이 10년 짧다는 데이터가 나오는 것도 이런 이유에서다. 당뇨병에 걸리면 이러한 질병에 대한 예방이 다른 사람보다 몇 배로 중요해진다.

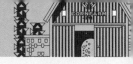

당뇨병 진단 기준

· 공복 시 혈당 수치가 126 이상
· 포도당 부하시험의 2시간 후 혈당 수치가 200 이상
· 상황에 관계없이 혈당 수치가 200 이상
· 헤모글로빈 A1c가 6.5 이상

**이 중 하나라도 해당되면
당뇨병으로 진단한다.**

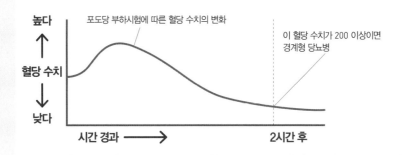

높다
↑
혈당 수치
↓
낮다

포도당 부하시험에 따른 혈당 수치의 변화

이 혈당 수치가 200 이상이면
경계형 당뇨병

시간 경과 ⟶   2시간 후

당뇨병의 3대 합병증

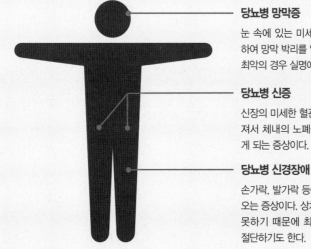

당뇨병 망막증
눈 속에 있는 미세한 혈관에서 출혈
하여 망막 박리를 일으키는 증상이다.
최악의 경우 실명에 이르게 된다.

당뇨병 신증
신장의 미세한 혈관이 찢어지거나 터
져서 체내의 노폐물을 여과할 수 없
게 되는 증상이다.

당뇨병 신경장애
손가락, 발가락 등에 말초신경장애가
오는 증상이다. 상처를 입어도 깨닫지
못하기 때문에 최악의 경우 다리를
절단하기도 한다.

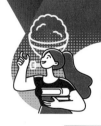

21 최종당화산물이 초래하는 가장 위험한 증상

가장 위험한 합병증은 당뇨병 신증

당뇨병이 일으키는 합병증 중 가장 무서운 것이 당뇨병 신증이다. 이것은 신장 기능이 떨어져 체내의 노폐물을 정상적으로 여과할 수 없게 되는 병이다. 당뇨병 신증이 진행되면 결국에는 인공 투석을 해야 한다. 인공투석은 인위적인 방법으로 혈액 속의 노폐물을 제거하는 처치로, 1회 4시간 정도 걸리는 치료를 주 3회 평생 받아야 한다. 일이나 생활에 얼마나 큰 지장이 생길지 상상이 갈 것이다.

당뇨병 신증은 체내에서 포도당이 단백질과 결합하여 생기는 최종당화산물이 원인이 되어 발병한다. 신장에는 소변을 여과하기 위해 커피의 페이퍼 필터 같은 막이 있지만, 당뇨병이 진행되면 이 막에 최종당화산물이 붙어 염증이 생긴다. 이윽고 막에 구멍이 뚫리면 혈중 단백질이 소변으로 흘러나온다.

문제는 최종당화산물이 체내에 10년이나 20년이라고 하는 긴 기간 동안 남는다는 것이다. 당질을 너무 많이 섭취하면 혈중 포도당이 증가하고 최종당화산물이 점점 쌓여 간다. 하지만 즉시 증상이 나타나는 것이 아니라 10년이나 20년이 경과했을 때 당뇨병 신증을 일으킨다. 당뇨병이 생기고 나서 최종당화산물이 쌓이지 않도록 조심해도 이미 때가 늦는다. 평소에 당질을 과다 섭취하지 않도록 조심하고, 만약 당뇨병이 생겼다면 당뇨병 신증이 발병하지 않도록 조심해야 한다.

최종당화산물이 원인으로 당뇨병 신증에 걸린다

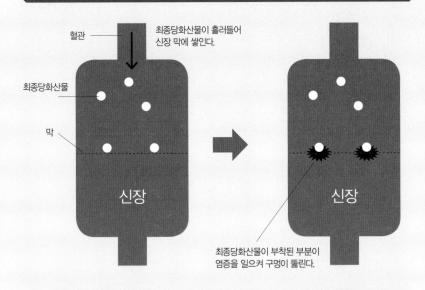

혈관

최종당화산물

막

최종당화산물이 흘러들어
신장 막에 쌓인다.

신장

신장

최종당화산물이 부착된 부분이
염증을 일으켜 구멍이 뚫린다.

당뇨병 신증이 되면······

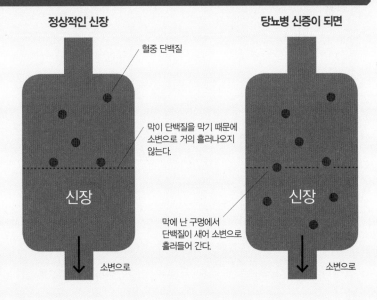

정상적인 신장

당뇨병 신증이 되면

혈중 단백질

막이 단백질을 막기 때문에
소변으로 거의 흘러나오지
않는다.

신장

신장

막에 난 구멍에서
단백질이 새어 소변으로
흘러들어 간다.

소변으로

소변으로

최종당화산물이 초래하는 가장 위험한 증상

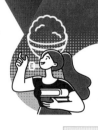

22 당뇨병 신증 확인은 뇨 알부민 검사로

소변으로 배출되는 알부민의 양을 잰다

당뇨병에 걸려 무서운 당뇨병 신증이 생기지 않기 위해서는 신장의 상태를 확인하는 것이 무엇보다 중요하다. 여기에는 뇨 알부민 수치를 확인하는 것이 가장 중요한 지표가 된다. 뇨 알부민 검사란 단백질의 일종인 알부민이 소변에 얼마나 새어 나오는지를 알아보는 것이다. 건강한 사람이라면 0~5(㎎/gCr, 이하 약자) 정도의 낮은 수치가 나오지만 당뇨병 신증이 발병하면 18을 넘어 기하급수적으로 올라간다. 그리고 그대로 진행되어 6,000을 초과할 정도로 올라가 버리면 인공투석을 해야만 한다.

뇨 알부민 검사를 하는 의사는 그리 많지 않고 혈청 크레아티닌을 검사하는 것으로 끝내는 경우가 많다. 혈청 크레아티닌이란 신장에서 정상적으로 여과되지 않고 혈중에 남아 있는 크레아티닌의 농도를 말한다. 신장에 기능 장애가 생기면 농도가 증가하는데, 이 수치가 이상을 나타낼 때는 뇨 알부민이 3,000을 초과할 정도로 악화되고 나서이므로 혈청 크레아티닌만을 의지하다가는 치료시기를 놓칠 수도 있다.

뇨 알부민은 300을 넘고 나서 빠른 사람은 2년 정도면 6,000까지 도달한다. 방치하면 눈 깜짝할 사이에 진행되므로 당뇨병에 걸린 후에는 정기적으로 뇨 알부민 검사를 해서 빨리 적절한 치료를 받아야 한다.

뇨 알부민의 추이

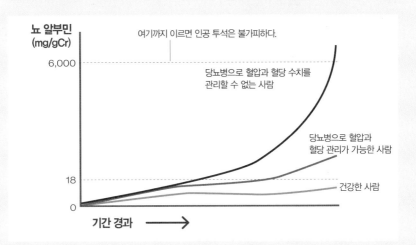

뇨 알부민 (mg/gCr)

여기까지 이르면 인공 투석은 불가피하다.

6,000

당뇨병으로 혈압과 혈당 수치를 관리할 수 없는 사람

당뇨병으로 혈압과 혈당 관리가 가능한 사람

18

건강한 사람

0

기간 경과 ⟶

55

혈청 크레아티닌이란?

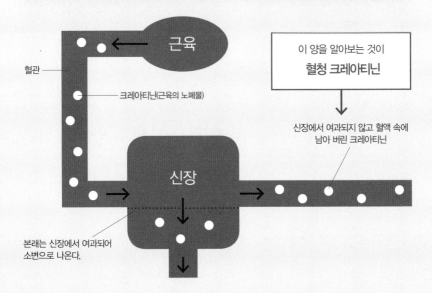

근육

혈관

크레아티닌(근육의 노폐물)

신장

본래는 신장에서 여과되어 소변으로 나온다.

이 양을 알아보는 것이
혈청 크레아티닌

신장에서 여과되지 않고 혈액 속에 남아 버린 크레아티닌

당뇨병 신장 합병증 뇨 알부민 검사로

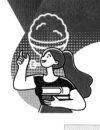

23 당뇨병에 걸린 후에 당질 제한을 해도 된다?

혈압과 혈당의 중요성

당뇨병 신증은 당뇨병에 걸렸다고 해서 바로 발병하는 것이 아니라 이르면 몇 년, 늦으면 20년 정도 지나 발병한다. 그 기간은 혈압과 혈당을 얼마나 조절했는지에 따라 달라진다.

특히 중요한 것은 혈압이다. 혈압이 높으면 신장이 나빠지고, 신장이 나쁘면 혈압이 더욱 높아지는 악순환에 빠져 단기간에 당뇨병 신증이 발병하게 된다. 혈압을 정상 범위로 유지하면 당뇨병 신증의 발병을 지연시키거나 억제할 수 있다.

혈당 수치 역시 너무 높으면 당뇨병 신증의 발병을 앞당겨 버리기 때문에 당질을 제한하고 혈당을 정상적으로 유지하는 것은 중요하다고 할 수 있다. 혈당 수치가 높은 상태가 계속되면 최종당화산물도 점점 축적되어 당뇨병 신증뿐만 아니라 당뇨병 망막증이나 당뇨병 신경 장애도 일으키기 쉽다.

혈당이 지금은 정상이어도 과거에 고혈당으로 최종당화산물을 축적하면 결국 당뇨병 신증이 발병하고 만다. 그렇게 되면 결국 약 등으로 치료해 나갈 수밖에 없기 때문에 지금의 혈당 수치는 별 의미가 없다. 당뇨병에 걸린 후에 당질 제한을 하고 혈당 수치를 조심해서는 이미 늦다. 당뇨병에 걸리기 전부터 혈당 수치를 정상적으로 유지하는 것이 중요하다.

신장 기능과 혈압은 관련이 있다

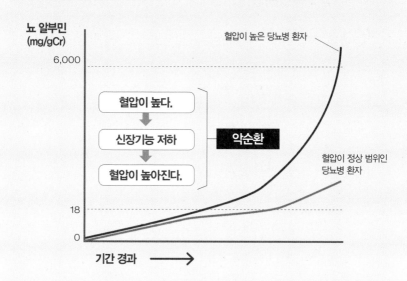

뇨 알부민
(mg/gCr)

6,000

혈압이 높은 당뇨병 환자

혈압이 높다.

신장기능 저하

혈압이 높아진다.

악순환

혈압이 정상 범위인
당뇨병 환자

18

0

기간 경과

현재의 혈당 수치뿐만 아니라 과거의 혈당도 영향을 미친다

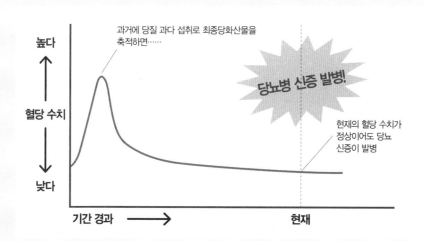

높다

혈당 수치

낮다

과거에 당질 과다 섭취로 최종당화산물을
축적하면……

당뇨병 신증 발병!

현재의 혈당 수치가
정상이어도 당뇨
신증이 발병

기간 경과

현재

당뇨병에 걸린 후에 당질 제한을 해도 된다?

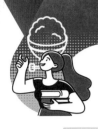

24 왠지 모르게 컨디션이 좋지 않은 이유는?

짜증이나 피로감의 원인은?

여러분 중에는 '요즘 짜증이 난다', '쉽게 지친다'고 느끼는 사람이 없을까? 뚜렷한 질병이 아니더라도 나이나 기후 변화 때문에 몸 상태가 좋지 않을 때가 있다. 어쩌면 그것은 '반응성 저혈당'이 원인일지도 모른다.

일반적으로 혈당이 올라가면 그것을 낮추기 위해 췌장에서 인슐린이 분비된다. 당연히 혈당 수치가 높을 경우 그만큼 인슐린의 양도 많아지게 된다. 하지만 끊임없이 청량음료수 등으로 당질을 섭취하면 췌장이 약해지고 그 균형이 깨질 수 있다. 혈당이 오른 것에 비해 인슐린 분비 타이밍이 늦어 혈당 수치가 쑥쑥 올라가면 다량으로 인슐린이 분비되어 이번에는 혈당 수치가 너무 내려가 버리는 현상이 일어난다. 이것이 '반응성 저혈당'이다.

'반응성 저혈당'은 청량 음료수 등을 많이 마시는 사람에게 나타나는 증상으로 미국에서는 잘 알려져 있다. 앞서 말한 것 외에 불면증이나 두근거림, 졸음, 집중력 결여, 의욕상실, 메스꺼움이 나타나는 등 증상이 다양하기 때문에 저혈당에 대해 잘 모르는 의사가 우울증이나 자율신경실조증 등으로 잘못 진단해 버리는 경우도 있다. 이러한 증상이 나타나면 우선 자신의 식생활을 재점검해 볼 것을 권한다.

일반적인 혈당 수치와 인슐린의 관계

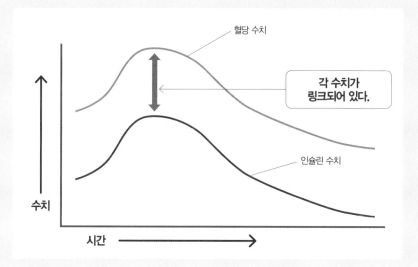

혈당 수치

각 수치가
링크되어 있다.

인슐린 수치

수치

시간

반응성 저혈당의 혈당 수치와 인슐린 수치의 관계

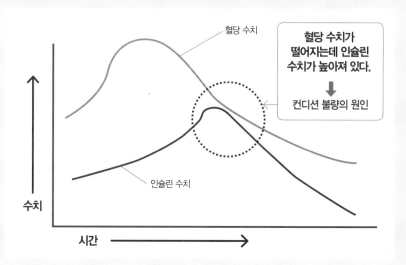

혈당 수치

혈당 수치가
떨어지는데 인슐린
수치가 높아져 있다.

컨디션 불량의 원인

인슐린 수치

수치

시간

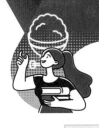

25 지나치게 당질 제한을 하는 것도 문제

지나친 저체중이 초래하는 위험도 있다

당질 과다 섭취는 비만으로 이어질 뿐만 아니라 당뇨병을 비롯한 생활습관병의 원인이 되기 때문에 당질 제한은 매우 중요하다. 하지만 '다이어트에 너무 열중한 나머지 지나치게 당질 제한을 하면 반대로 저체중으로 인한 폐해를 부를 수도 있다.

너무 마르면 빈혈이나 갑상선 기능 저하증이 생기기도 하고 백혈구가 감소하기 쉬워 면역력이 떨어지기도 한다. 또한 저혈당이 될 수 있기 때문에 뇌에 포도당이 공급되지 않아 치매 위험도 높아지는 것으로 알려져 있다. 이와 같이 너무 마르면 매우 위험한 상황을 초래할 수 있다.

지금까지 다이어트한 결과가 좀처럼 나오지 않았던 사람도 당질 제한을 하면 확실히 살을 뺄 수 있다. 하면 할수록 효과가 나타나기 때문에 사람에 따라서는 '당질을 섭취하는 것이 무섭다'라고 말할 정도가 되기도 한다. 하지만 당질 제한도 건강을 위한 것이다. 당질 제한으로 너무 말라서 건강을 해쳐 버린다면 당질 제한의 의미가 없어진다.

과체중도 너무 마른 것도 몸에 좋지 않다. 살을 빼려고 지나치게 당질을 제한하면 반동이 커지기 때문에 적당하게 당질 제한을 하는 것이 바람직하다.

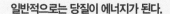

당질 제한으로 너무 마르면······

일반적으로는 당질이 에너지가 된다.

당질을 제한하면······

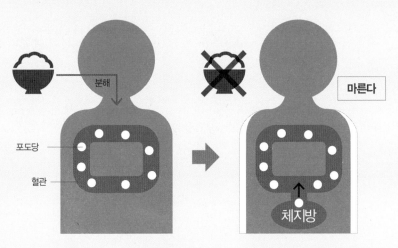

분해

포도당

혈관

마른다

체지방

당질이 포도당으로 분해되어
에너지가 된다.

체지방을 분해해
에너지를 만들어낸다.

**체지방이 없어질 정도로
당질을 제한하면······**

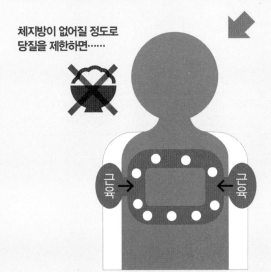

근육

근육

너무 마른다!

· 휘청거린다.
· 피곤하기 쉽다.
· 빈혈
· 갑상선 기능 저하
· 백혈구가 줄어 면역 기능이 저하

다양한 증상 초래!

지나치게 당질 제한을 하는 것도 문제

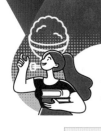

26 인공 단백질 프로테인은 먹지 않는 것이 좋다

인공 단백질 과다 섭취는 위험도가 크다

당질을 제한하면 그만큼 단백질과 지방을 많이 섭취하게 되지만, 프로테인 같은 인공적인 단백질은 먹지 말아야 한다. 단백질은 분해되어 아미노산과 그 분해산물인 요소질소 등이 발생하고, 이것은 신장에서 여과되어 소변으로 배출된다. 즉 단백질을 많이 섭취하면 그만큼 신장에 부담이 가는 것이다. 신장을 심하게 사용하여 약해져 버리면 머지않아 신장이 망가진다.

평소 식품으로 단백질을 섭취하고 있다면 그렇게까지 신경 쓸 필요는 없다. 고기나 생선 등의 식품으로부터 섭취하는 단백질의 양은 알려져 있는데다 어느 정도 섭취하면 '더 이상 먹고 싶지 않다'라고 하는 제동이 걸린다.

문제는 인공적인 단백질 상품인 프로테인이나 아미노산 등이다. 이것들은 자연스러운 식품과는 비교할 수 없을 정도로 다량의 단백질이 함유되어 있는데, 인간은 그런 부자연스러운 것을 처리하지 못한다. 운동을 할 때 효율적으로 근육을 키우기 위해 프로테인을 마시거나 피로 회복을 위해 아미노산을 섭취하는 사람도 있을 것이다. 하지만 실제로 이러한 것이 원인이 되어 신장 기능이 나빠지는 경우가 있다. 인공적인 단백질로 안이하게 건강한 몸을 만들려고 하는 것은 역효과를 불러오므로 주의해야 한다.

단백질의 분해는 신장에 부담을 준다

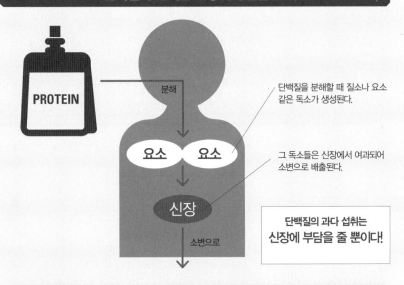

PROTEIN

분해

요소 요소

신장

소변으로

단백질을 분해할 때 질소나 요소 같은 독소가 생성된다.

그 독소들은 신장에서 여과되어 소변으로 배출된다.

단백질의 과다 섭취는
신장에 부담을 줄 뿐이다!

일반 식품은 좋지만, 인공적인 단백질은 요주의!

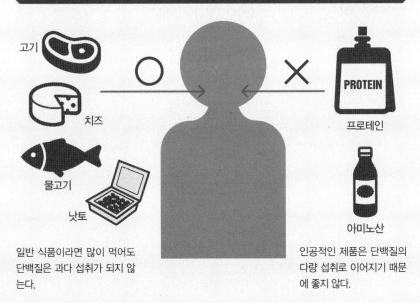

고기

치즈

물고기

낫토

○

✕

PROTEIN

프로테인

아미노산

일반 식품이라면 많이 먹어도 단백질은 과다 섭취가 되지 않는다.

인공적인 제품은 단백질의 다량 섭취로 이어지기 때문에 좋지 않다.

인공 단백질 프로테인은 먹지 않는 것이 좋다

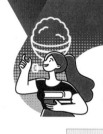

27 혈당 수치를 조절하는 약이 있다

여분의 포도당을 소변과 함께 배출

당뇨병에 걸리면 당질을 조금만 섭취해도 즉시 혈당 수치가 상승한다. 혈당 수치를 조절하는 일은 당뇨병 환자에게는 큰 과제 중 하나이다. 사실 그 혈당 수치를 억제할 수 있는 획기적인 약이 있다. 그 약이 바로 SGLT2 억제제이다.

이 약은 혈중 포도당이 증가하면 그 중 여분의 양을 소변으로 배출해 준다. 그 때문에 이 약을 먹고 나서 당질을 섭취하면 혈당 수치가 그다지 오르지 않는다. 당뇨병은 소변에 당이 새어 나오는데, 소변으로 새어 나오는 양을 더 늘려 혈중 포도당을 줄이기 때문이다. 소변으로 나오기 직전에 포도당을 재흡수하는 SGLT2라는 물질이 있는데, 이 SGLT2의 작용을 억제하여 포도당을 소변으로 흘러나오게 하는 것이다.

이 약의 좋은 점은 여분의 포도당만 배출시키기 때문에 결코 저혈당에 빠지지 않는다는 것이다. 따라서 저혈당에 대한 걱정이 줄어든다. 평소 혈당 수치가 심하게 변동하는 불안정형 당뇨병과 같은 유형의 환자는 인슐린 주사나 식사량에 관계없이 갑자기 고혈당이 되거나 저혈당에 빠지는 등 예상할 수 없는 상태가 되기도 한다. 이런 사람에게 SGLT2 억제제를 사용하면 급격하게 고혈당이 되는 것을 막을 수 있다.

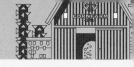

SGLT2의 직용

SGLT(Sodium-Glucose Linked Transporter)는 나트륨 글루코오스 공동 수송체라고 불리는 단백질의 일종이다. 체내 여러 곳에 있으나, 그 중 SGLT2 는 신장의 근위요세관이라는 곳에 존재한다.

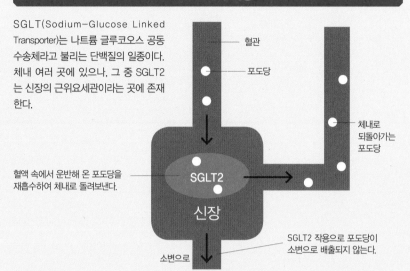

혈관

포도당

체내로 되돌아가는 포도당

혈액 속에서 운반해 온 포도당을 재흡수하여 체내로 돌려보낸다.

SGLT2

신장

SGLT2 작용으로 포도당이 소변으로 배출되지 않는다.

소변으로

65

당뇨병 환자가 SGLT2 억제제를 사용하면……

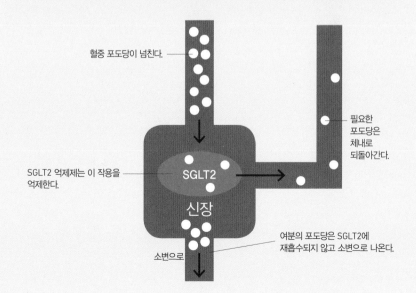

혈중 포도당이 넘친다.

필요한 포도당은 체내로 되돌아간다.

SGLT2 억제제는 이 작용을 억제한다.

SGLT2

신장

여분의 포도당은 SGLT2에 재흡수되지 않고 소변으로 나온다.

소변으로

혈당 수치를 조절하는 약이 있다

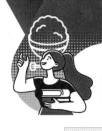

28 달콤한 페트병 음료는 백해무익

어린이나 젊은이에게도 위험성이 크다

페트병에 들어 있는 달콤한 청량음료는 구입하기 쉽고, 원하는 타이밍에 수분 보충을 할 수 있어 세대나 남녀 불문하고 마시는 사람이 많다. 하지만 계속 마시면 때로는 무서운 일이 발생할 수도 있다.

열사병이나 열탈진 같은 온열질환을 예방하기 위한 방법으로 의사가 스포츠음료를 권하는 경우도 있다. 의사의 권유로 스포츠음료를 마시던 한 여성이 동아리 활동을 하는 아들에게 1.5~2ℓ의 스포츠음료를 매일 마시게 한 경우가 있었다. 1년 이상 그 음료를 마신 아들이 갑자기 정신을 잃고 쓰러졌는데 알고 보니 심한 당뇨병이었다. 이 경우뿐만 아니라 당질이 많은 페트병 음료의 과잉섭취로 인해 당뇨병이 발병(페트병 증후군)하는 10대가 증가하고 있어 일본만이 아니라 세계적인 문제가 되고 있다.

생명에 위험이 미치는 당뇨병 공포

당질이 가득한 주스나 스포츠음료 등을 일상적으로 다량으로 마시면 어떻게 될까? 만일 당뇨병이 발병하여 인슐린이 고갈되어 버리면 당질이 함유된 청량 음료수를 한 병 마시는 것만으로도 혈당 수치가 급상승하여 생명의 위험에 빠질 수도 있다. 탈수 증상이나 갈증을 없애려면 당질이 함유되지 않은 차나 물을 마시는 것이 좋다.

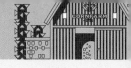

페트병증후군 발병 이미지

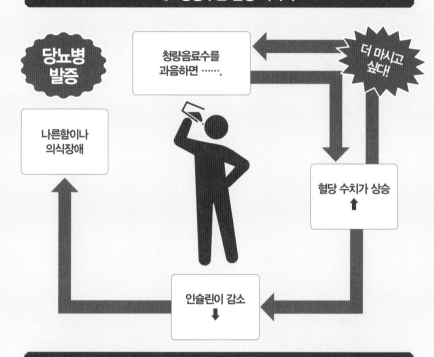

당뇨병
발증

청량음료수를
과음하면 …….

더 마시고
싶다!

나른함이나
의식장애

혈당 수치가 상승
↑

인슐린이 감소
↓

청량음료수 500ml당 당의 분량

음료의 종류	당질량	각설탕으로 환산하면…
탄산음료 A	56.5g	약 15개
탄산음료 B	57.5g	약 16개
탄산음료 C	50.5g	약 13개
스포츠음료 A	31.0g	약 9개
스포츠음료 B	21.0g	약 5개
홍차계 음료 A	35.0g	약 10개
홍차계 음료 B	39.0g	약 11개
커피계 음료	19.9g	약 5개
유산균 음료	55.5g	약 15개
천연과즙계 음료	55.5g	약 15개

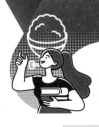

29 암을 부르는 면역력 저하

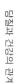

잘못된 식사가 신체의 자연 치유력을 떨어뜨린다

암, 당뇨병, 심근경색, 뇌졸중, 우울증, 치매 등 현대인을 괴롭히는 질병과 증상은 면역력 저하, 즉 신체의 자연 치유력이 떨어져 발생한다. 면역력이 떨어지는 가장 큰 이유는 현대인의 잘못된 식생활에 있다.

위의 질병이나 증상은 모두 당질 과다 섭취에 의해 일어난다. 현대인이 먹는 음식에는 첨가물을 넣어 인공적으로 만든 가공식품이 많다. 가공식품은 면역기능이 정상적으로 작동하지 않아 생기는 꽃가루 알레르기(화분증)나 아토피 증상의 원인이 될 수 있다.

증식하는 이상세포

이러한 병이나 증상 중에서도 전형적인 것이 암이다. 세포는 유전자 복제라는 과정을 통해서 일정 기간마다 새로 생기는데 발암성 물질 등이 원인이 되어 가끔 오류가 발생하기도 한다. 이것이 암이 발생하는 근본 원인이다.

면역기능이 정상적으로 작동하면 이런 오류를 바로잡아 암으로부터 지킬 수 있지만 면역력이 떨어져 있으면 그렇게 하지 못한다. 이상세포가 늘어나 서서히 몸을 침식해 가는 것이다. 면역력 저하는 만병의 근원이다. 몸이 제대로 기능할 수 있도록 당질 과다 등 잘못된 식생활을 개선해 나가야 할 것이다.

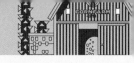

면역력이 우리 몸을 지킨다

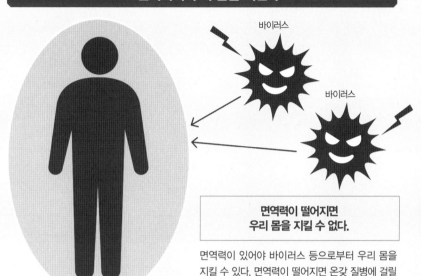

바이러스

바이러스

**면역력이 떨어지면
우리 몸을 지킬 수 없다.**

면역력이 있어야 바이러스 등으로부터 우리 몸을
지킬 수 있다. 면역력이 떨어지면 온갖 질병에 걸릴
가능성이 높아진다.

유전자의 복제 오류로 암이 발병

일반적인 경우

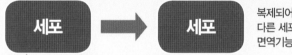

세포 → 세포

복제되어 같은 것이 생긴다.
다른 세포가 만들어지면
면역기능이 작용하여 제거한다.

면역력이 떨어질 경우

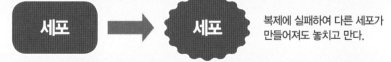

세포 → 세포

복제에 실패하여 다른 세포가
만들어져도 놓치고 만다.

일반적으로 세포는 같은 세포를 복제한다. 오류가 생겨도 면역기능이 작용하여 제거해 준다.
하지만 면역력이 떨어지면 시기를 놓쳐 이상세포가 늘어나 버린다.

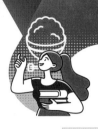

30 달걀은 하루에 여러 개를 먹어도 좋다

콜레스테롤 수치가 높아지는 것은 아니다

건강을 생각하는 사람이라면 콜레스테롤에 대해서도 신경 쓰는 일이 많을 것이다. 콜레스테롤이 많은 달걀은 하루에 하나만 먹어야 좋다는 말을 아직도 믿는 사람이 많다.

몸에 나쁜 콜레스테롤(LDL)이 혈관에 쌓이면 동맥경화를 일으키는 등 건강에 좋지 않은 반면, 좋은 콜레스테롤(HDL)은 그 수치가 높을수록 오래 산다는 것 정도는 대다수가 아는 사실이다.

그런데 콜레스테롤에 대해 잘못 알고 있는 사람도 많다. 그 중에서도 '당질 제한을 하면 고기나 지방을 먹는 양이 늘어나 콜레스테롤 수치가 높아진다'는 속설이 있다. 하지만 사실이 아니다. 2012년 권위 있는 의학전문지 뉴잉글랜드 저널 오브 메디슨(The New England Journal of Medicine)에 발표된 연구 결과에는 칼로리 제한 다이어트를 했을 때보다는 당질 제한 다이어트를 했을 때, 나쁜 콜레스테롤 수치가 좋은 콜레스테롤에 비해 상대적으로 낮아지는 것으로 나와 있다. 나쁜 콜레스테롤 수치가 오히려 개선된 것이다.

콜레스테롤의 80~90%는 간에서 만들어진다. 음식으로 섭취한 콜레스테롤은 일부에 지나지 않는데다 이 양에 따라 간이 만들 콜레스테롤 양을 조절한다. 그러므로 달걀을 많이 먹는다고 해서 콜레스테롤 수치가 올라가는 것은 아니다.

콜레스테롤을 바르 알자

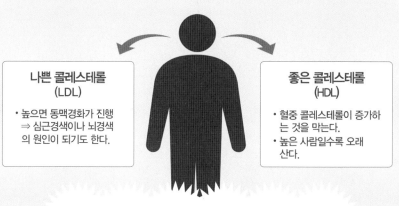

나쁜 콜레스테롤 (LDL)
- 높으면 동맥경화가 진행 ⇒ 심근경색이나 뇌경색의 원인이 되기도 한다.

좋은 콜레스테롤 (HDL)
- 혈중 콜레스테롤이 증가하는 것을 막는다.
- 높은 사람일수록 오래 산다.

콜레스테롤의 대부분은 간에서 만들어지며, 콜레스테롤을 음식으로 과다 섭취하면 그만큼 간이 만드는 양을 조절한다.
⇓
먹어도 영향이 없다!

달걀은 영양이 뛰어난 음식

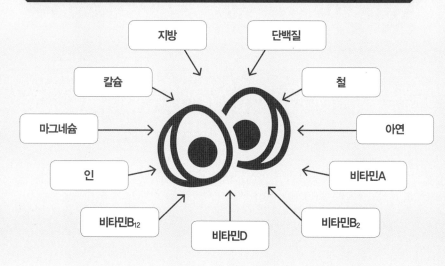

지방
단백질
칼슘
철
마그네슘
아연
인
비타민A
비타민B$_{12}$
비타민D
비타민B$_2$

달걀은 하루에 여러 개를 먹어도 좋다

어느 쪽을
선택할까?

한 잔 할 거면 이쪽!

식사할 때나 술자리에 꼭 필요한 마실 것은 어떻게 골라야 할까?
그 포인트를 알고 즐기자.

맥주	**VS.**	와인

화이트 와인, 레드 와인 둘 다 소량의 당질이 함유되어 있지만, 혈당 수치를 낮추는 효과가 있다. 와인 중에서도 맛이 달콤하지 않고 쌉쌀한 것은 당질이 더 낮아 권할 만하다. 맥주는 양조주로 당질이 많이 함유되어 있는데다 다량으로 마시기 쉬워 피하는 것이 좋다.

커피	**VS.**	콜라

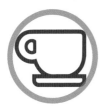

설탕을 넣지 않은 커피는 당질 함량이 낮지만, 설탕을 넣은 커피는 고당질이라 권하고 싶지 않다. 콜라에는 당질이 듬뿍 들어 있기 때문에 마시지 않는 것이 좋다.

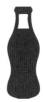

위스키	**VS.**	매실주

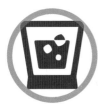

매실주는 과당이나 설탕이 많이 들어 있는 과실주라 고당질이다. 반면 위스키는 증류주라서 거의 당질이 없다. 뭔가를 타서 마시고 싶다면 단맛이 들어 있지 않은 탄산수가 좋다.

제 **3** 장

당질 제한의
실천

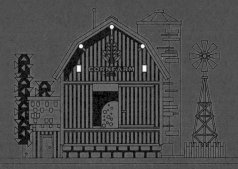

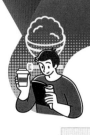

31 일식은 건강식일까?

밥을 많이 먹으면 오래 살지 못한다?!

일식은 맛과 더불어 장식 등 보기에도 좋아 세계에서도 높게 평가받고 있다. 특히 해외에서는 일식을 '건강식'이라고 생각하는 경향이 있다. 하지만 이것은 잘못된 인식이다.

일본인의 주식은 밥이다. 한 공기(약 150g)에 들어 있는 당질의 양은 무려 55g이나 된다. 그러므로 밥이 주식인 일식을 건강식이라고 할 수는 없다.

36년간 일본 각지의 장수마을과 단명하는 사람이 많은 마을을 찾아다니며 생활양식을 조사한 도호쿠대학 명예교수 곤도 세이지 의학박사는 저서 『일본의 장수촌 단명촌(日本の長寿村短命村)』에서 밥을 많이 먹을수록 오래 살지 못한다고 주장한다.

세이지 박사는 채소를 적게 먹고 생선만 먹는 사람도, 과일이나 고기를 너무 많이 먹는 사람도, 염분을 지나치게 섭취하는 사람도 오래 살지 못한다고 지적한다.

일본의 아침 식사라고 하면 흰 쌀밥에 된장국, 절임, 생선구이 같은 메뉴가 일반적인데, 이런 식사에는 단명의 요소인 당질과 염분이 많이 들어 있다. 그러니까 일식이 건강식이라고는 할 수는 없을 듯하다.

일본인의 식사에는 당질이 많은 편이다

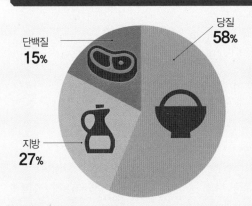

단백질
15%

당질
58%

지방
27%

왼쪽 그래프는 일반적인 일본인의 1일 식사 중 에너지가 되는 영양소 내역을 나타낸 것이다. 보다시피 당질이 절반 이상을 차지한다. 고기와 생선, 채소를 사용한 반찬에 비해 밥이나 빵 같은 주식을 더 많이 먹는다는 것을 알 수 있다.

일식이 바람직하지 않은 이유

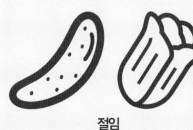

된장국이나 절임, 소금이나 간장으로 맛을 낸 생선구이 등 일식에는 염분이 높은 음식이 많다. 염분을 지나치게 섭취하는 것은 몸에 해로우므로 과다하게 섭취하지 않도록 주의해야 한다.

절임
※염분이 많다.

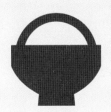

밥
※당질이 많다.

된장국
※염분이 많다.

염분의 과다 섭취

혈압 상승

신장이 약해진다.

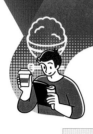

32 밥을 빼고 고기와 생선을 많이 먹는다

신선한 재료를 심플하게 먹자

일상 식사에서 효과적으로 당질을 억제하는 간단한 방법이 있다. 당질이 많이 함유된 밥이나 빵, 국수 같은 주식을 먹지 않는 것이다. 특히 밤에는 당질을 피하는 것이 이상적이다. 대신 고기나 생선처럼 단백질이 풍부하게 들어 있는 부식물을 많이 먹어 배를 채운다. 고기는 소고기든 돼지고기든 닭고기든 상관없이 먹어도 된다. 다만 와규 차돌박이처럼 인공적으로 살을 찌운 고기는 먹지 않는 것이 좋다. 이런 고기를 많이 먹으면 콜레스테롤이 상승해 심근경색 등으로 이어진다. 식사에서 섭취하는 콜레스테롤은 어느 정도는 허용할 수 있지만, 과식은 금물이라는 것을 기억해야 한다.

붉은 살코기와 해산물은 잘 씹어 먹는다

권할 만한 것은 여분의 지방이 없는 살코기다. 해산물도 신선한 것을 생선회로 먹는 등 심플한 섭취 방법이 가장 좋다.

해산물을 먹을 때는 한입에 30번 정도 씹는다. 시간을 많이 들여 천천히 먹으면 뇌의 만복중추에 배부르다는 신호가 보내지기 때문에 과식을 피할 수 있다. 주위 사람들에 맞출 것이 아니라 자신의 페이스로 잘 씹어 먹어야 몸에 좋다.

주식에 곁들여 먹는 부식물을 잘 선택히는 법

적극적으로 먹어야 할 부식물

육류

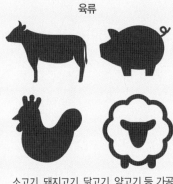

어류

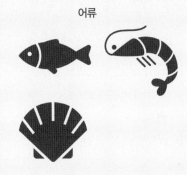

소고기, 돼지고기, 닭고기, 양고기 등 가공품이 아닌 신선한 육류

생선류 외에도 새우와 게 등의 갑각류, 조개류 등

별로 추천하고 싶지 않은 부식물

육류가공품 전반

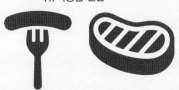

햄이나 소시지 같은 육류가공품은 식품첨가물이 많이 들어가기 때문에 먹지 않는 것이 좋다. 차돌박이처럼 인공적으로 살을 찌운 고기를 많이 먹으면 콜레스테롤이 높아져 심근경색 등으로 이어지므로 주의해야 한다.

조리 방법도 중요하다

당질 제한을 의식한다면 과도한 양념은 하지 않고, 심플하게 먹는 것이 최고다. 회나 샤브샤브는 추천할 만하다.

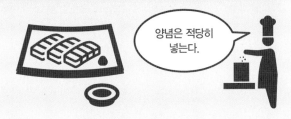

양념은 적당히 넣는다.

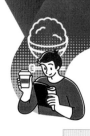

33 밤에는 당질 제로를 목표로 한다

밤이 될수록 엄격한 당질 제한을!

아침 점심 저녁 식사 배분은 3:5:2가 이상적이다. 낮에는 어느 정도 당질을 섭취해도 그 후에 바쁘게 일한다면 살이 찌지 않는다. 하지만 저녁에 실컷 당질을 섭취하고 그대로 자 버리면 거의 움직이지 않기 때문에 비만이 되기 쉽다.

가능하면 당질을 '밤에는 일절 섭취하지 않겠다'는 마음가짐이 필요하다. 회사에서 일하다보면 접대나 회식 등도 있기 때문에 당질을 제로로 한다는 것은 현실적으로는 어렵다.

하지만 그런 경우에도 마무리 밥이나 디저트는 먹지 않는 등 가능한 한 당질을 섭취하지 않도록 하는 것이 중요하다. 술을 마시고 나면 마무리로 라면을 먹고 싶겠지만, 이런 경우에도 먹지 않는 것이 좋다.

주식을 먹지 않으면 뭔가 부족한 느낌이 들 수도 있다. 하지만 밥이나 빵 같은 당질을 줄여도 단백질이 풍부한 부식물을 먹으면 든든한 느낌이 들 수 있다.

꼭 먹기를 권하고 싶은 것은 두부 등 콩으로 만든 식품이다. 밥 대신 고기나 생선 같은 동물성 단백질만 먹으면 콜레스테롤이 올라가므로 콜레스테롤 걱정 없는 식물성 단백질을 섭취하자. 식물성 단백질과 동물성 단백질 식품은 5:5로 먹는 것이 가장 좋다.

하루에 먹는 비율

 아침 30%

 점심 50%

 저녁 20%

밥이나 빵을 먹고 싶은 경우는 조식으로 먹는 것이 가장 좋다. 일을 하거나 몸을 움직이다 보면 포도당이 소모되기 때문이다.

점심은 실컷 먹어도 상관없지만, 당질은 가능한 한 억제하는 것이 좋다. 덮밥이나 면류보다는 메인 요리와 반찬이 같이 나오는 정식을 먹도록 하자.

밤에는 먹는 양을 줄일 뿐만 아니라 당질도 일절 섭취하지 않는 것이 이상적이다. 모임이나 회식이 있을 경우에도 마무리로 먹는 밥이나 면은 피하는 것이 좋다.

주식 대신 먹으면 좋은 것

조리해서 주식 대신

두부

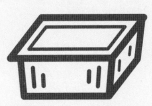

곤약

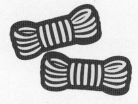

밥 대신 두부를 추천한다. 부피도 커서 양껏 먹고 싶은 사람에게 안성맞춤이다.

곤약은 살짝 삶아 냄새를 없애면 면 대신 사용할 수 있다. 야키소바 같은 볶음에도 사용하면 좋다.

밤에는 당질 제로를 목표로 한다

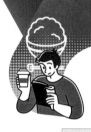

34 잘 씹어 먹어야 살이 찌지 않는다!

같은 양이라면 다섯 끼나 여섯 끼로 나누어 먹는다

식사는 하루 세끼를 먹는 것이 이상적이라고 생각하는 사람이 많다. 조금씩 하루에 여러 번 먹으면 비만으로 연결된다고 생각하는 것이다. 물론 아침 점심 저녁을 충분히 먹고도 그 외에 과자 같은 군것질을 하면 당연히 살이 찐다.

하지만 같은 양이라면 한꺼번에 먹는 것보다 조금씩 나누어 먹어야 살이 찌지 않는다. 아침 점심 저녁으로 먹을 양을 5번이나 6번으로 나누어 먹는 것이 살이 덜 찐다는 것이다.

최악의 경우가 공복 상태일 때 당질을 섭취해 버리는 것이다. 예를 들어 바빠서 아침과 점심식사를 거르고 저녁에 한꺼번에 소고기 덮밥을 먹으면 비만으로 직결된다.

비만을 막기 위해서는 혈당이 급상승하거나 지나치게 떨어지지 않도록 잘 조절하는 것이 어쨌든 중요하다. 공복을 느끼면 적절한 분량의 음식을 섭취하여 혈당 수치가 지나치게 오르지 않도록 조절해야 한다.

다이어트하기 위해 점심을 굶었는데 너무 배가 고파서 밤에 많이 먹으면 오히려 살이 더 찌게 된다. 간식을 적절하게 먹는 것도 비만을 막는 현명한 식사 방법이라고 할 수 있다.

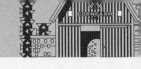

당질을 한꺼번에 많이 섭취했을 때와 조금씩 섭취했을 때의 차이

아래 그래프는 설탕 50g을 물에 타 놓고 5분 이내에 단번에 마셨을 경우와 3시간 반에 걸쳐 홀짝홀짝 마셨을 경우의 혈당 수치와 인슐린 분비량의 변화를 비교한 것이다. 그래프에서도 단번에 마셨을 때 혈당 수치가 급상승하고, 이를 억제하기 위해 인슐린도 다량으로 분비된다. 이 데이터에서도 과식은 인슐린 분비량을 늘려 비만으로 이어지기 쉽다는 것을 알 수 있다.

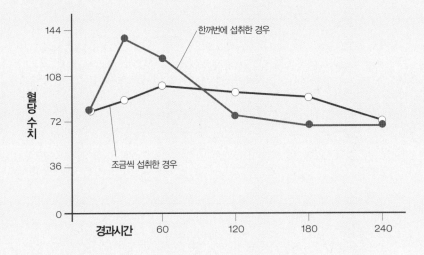

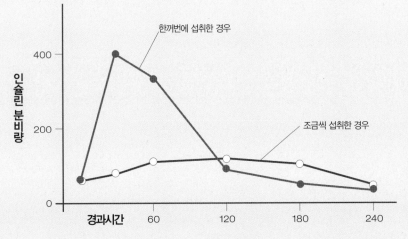

• 출처: Diabetes Mellitas A Fundamental and Clinical Text 제2판

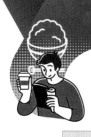

35 좋은 지방 섭취는 건강과 직결된다

공연히 지방을 피할 필요는 없다

칼로리가 높은 음식을 먹으면 살이 찐다고 믿는 사람들은 지방을 가능한 한 섭취하지 않는 것이 좋다고 생각한다. 하지만 비만의 원인은 혈당을 올리는 당질이므로 이것은 잘못된 생각이다.

좋은 지방을 섭취하는 것도 건강에는 중요하다. 지방은 에너지원으로 필요할 뿐만 아니라 세포막의 성분으로서도 없어서는 안 되기 때문이다. 우리 몸에는 약 37조 개의 세포가 있는데 세포막을 구성하는 성분이 바로 지방이다. 그런 만큼 좋은 지방을 섭취해야 한다.

그렇다면 어떤 지방을 섭취하는 것이 좋을까? 현재는 불포화 지방산인 오메가3와 오메가9 섭취를 권장하고 있어 평소에 올리브유를 넣은 등푸른 생선 요리를 먹는 것이 좋다.

반면 리놀레산 등 오메가6로 분류되는 지방산은 과잉 섭취할 경우 동맥경화 위험을 높이고, 마가린 등에 함유되어 있는 트랜스 지방산은 심근경색 등의 위험을 높이는 것으로 알려져 있다. 오래된 식용유도 노화현상의 주범인 산화가 진행되어 있으므로 먹지 않는 것이 좋다. 큰 병에 든 식용유가 싸다며 무심코 사기 쉽지만, 작은 병에 든 식용유를 빨리 사용하는 것이 현명한 방법이라고 할 수 있다.

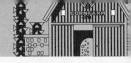

지방은 만능 에너지원

신체를 만드는 세 가지 에너지원

당질　　　단백질　　　지방

신체를 구성하는 세 가지 에너지원은 당질, 단백질, 지방 중 지방이 60% 이상을 차지한다. 양질의 지방은 당질 제한을 하는 데 가장 도움이 된다.

몸에 좋은 지방, 몸에 나쁜 지방

■ 지방산의 종류

포화지방산	장쇄지방산	소고기나 돼지고기의 비계, 버터 등에 함유되어 있다.
	중쇄지방산	코코넛 오일이나 팜유에 함유되어 있다.
불포화지방산	오메가3계 지방산	들기름, 아마인유, 등푸른 생선 등에 함유되어 있다. 동맥경화나 치매 예방 효과도 기대된다.
	오메가6계 지방산	옥수수유, 콩기름 등에 함유되어 있다. 가공식품에 많이 쓰이는데 과다 섭취하면 생활습관병의 원인이 되기도 한다.
	오메가9계 지방산	올리브유, 홍화 오일 등에 함유되어 있다.

매일 섭취해야 할 지방

오메가3계 지방산

적당하게 섭취해야 할 지방

오메가9계 지방산

좋은 지방 섭취는 건강과 직결된다

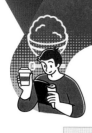

36 술은 마시는 게 좋다!

와인이나 증류주는 혈당 수치를 낮춘다

　'술은 칼로리가 높고 비만의 원인이 되므로 삼가는 것이 좋다'는 풍조가 있다.

　하지만 비만의 원인은 칼로리가 아니라 당질이다. 그러므로 살이 찌는 경향이 있으니까 술을 자제해야 한다는 것은 큰 오해이다. 오히려 술을 전혀 마시지 않는 것보다는 적당히 즐기는 것이 혈당이 올라가지 않고 살이 찌지 않는다는 주장도 있다. 다만, 맥주나 일본주(청주), 소흥주(사오싱주)는 당질이 많이 함유되어 있으므로 마신다면 화이트 와인이나 증류주(소주나 위스키)가 좋다.

　특히 추천하고 싶은 것은 와인이다. 190명의 당뇨병 환자를 두 그룹으로 나누어 한쪽에는 저녁식사를 하며 와인을 마시게 하고, 다른 한쪽에는 무알코올 음료를 마시게 한 실험에서 다음날 아침 공복 시 혈당 수치가 와인을 마신 그룹이 평균 22나 낮은 결과가 나왔다(출처: Diabetes Care 30:3011-6, 2007).

　화이트 와인은 살을 빼는 데 효과가 있다는 논문이 있는가 하면, 2015년 유럽당뇨병학회에서는 화이트 와인을 1일 150㎖ 마시면 혈당 수치가 개선된다는 발표도 했다. 물론 술에 약한 사람이 무리하게 마실 필요는 없다. 과음에는 주의가 필요하지만 식사와 함께 적당량의 음주를 즐기는 것은 비만 대책에 효과가 있다는 것이다.

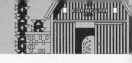

술이 혈당 수치에 미치는 영향

아래 그래프는 건강한 사람을 흰빵을 먹는 그룹, 맥주를 마시는 그룹, 와인을 마시는 그룹, 양주를 마시는 그룹으로 나누어 혈당 수치와 인슐린 분비량 변화를 비교한 것이다. 그래프를 보면 당질이 함유된 빵과 맥주는 혈당 수치가 오르는 반면, 증류주인 양주는 거의 혈당 수치가 오르지 않고 와인은 오히려 혈당 수치가 내려갔음을 알 수 있다.

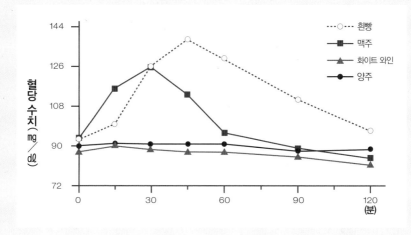

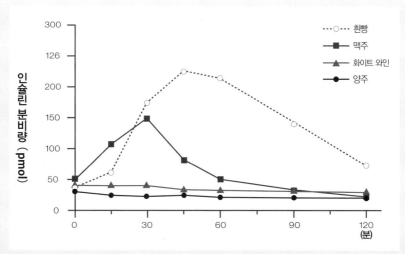

• 출처: The American Journal of Clinical Nutrition

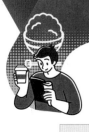

37 색이 선명한 가공육은 위험하다

발암성 있는 음식이란?

음식의 발암성에 대해서는 입증하기가 어렵다. 현재 발암성이 있다고 의심되는 음식이라도 암과 인과관계가 있는지 증명하기란 쉬운 일이 아니다. 증상이 금방 나타나지 않기 때문이다.

하지만 이미 발암성이 밝혀진 음식도 있다. 바로 햄, 소시지, 베이컨과 같은 가공육이다. WHO(세계보건기구)는 가공육에 발암성이 있다고 발표했다. 오래 보존하는 데 필요한 방부제나 먹음직스럽게 보이기 위해 사용되는 발색제 등이 문제가 된 것이다. 발색제를 넣지 않은 가공육은 갈색 빛을 띠는데다 맛있어 보이지 않기 때문에 멀리하기 쉽다.

그런데 외형이 선명한 가공육은 슈퍼마켓 등에서도 일반적으로 판매한다. 판매에 규제가 없는 것이다. 가공육을 먹을지 여부는 소비자 개인의 판단에 달려 있다. 무엇을 먹을지는 개인의 자유이지만 이러한 가공육은 물론 그 밖의 발암이 의심되는 식품은 철저하게 피하는 것이 좋다.

가공육은 먹지 않는 것이 현명하다

WHO(세계보건기구)는 햄, 소시지, 베이컨 같은 가공육에 발암성이 있다고 발표했다. 이러한 가공육에는 식품첨가물도 많이 사용되기 때문에 건강을 생각한다면 입에 대지 않는 것이 좋다.

마찬가지로 어묵 같은 어육 반죽에도 식품첨가물이 많이 들어가므로 주의가 필요하다. 가급적 가공육이 아니라 가공하지 않은 신선한 고기나 생선을 섭취하는 것이 좋다.

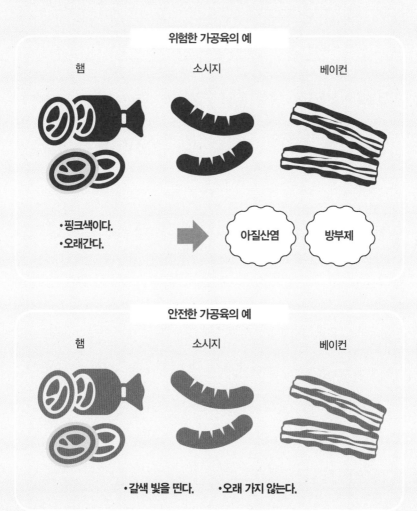

위험한 가공육의 예

햄   소시지   베이컨

· 핑크색이다.
· 오래간다.

아질산염   방부제

안전한 가공육의 예

햄   소시지   베이컨

· 갈색 빛을 띤다.   · 오래 가지 않는다.

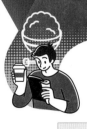

38 살을 빼고 싶다면 물을 많이 마셔라

주스나 캔커피는 피하고 질 좋은 물을 마신다

다이어트를 하는 사람은 물론, 그렇지 않은 사람도 평소에 가능한 한 물을 많이 마실 것을 권한다.

물을 많이 마시면 혈중 당의 농도가 옅어지기 때문에 혈당 수치가 내려간다. 혈당 수치가 지나치게 상승하는 것은 비만의 원인이 되므로 수분을 충분히 섭취하는 것만으로도 비만 방지로 이어진다.

물을 자주 많이 마셔서 항상 몸속을 신선한 물로 갈아주는 것은 건강을 유지하는 데도 도움이 된다. 세포의 대사에는 물이 필요한데, 이때 오래된 물보다 신선한 물이 더 좋기 때문이다. 대략 하루 2ℓ는 마시는 것이 좋다.

반면 같은 수분이라도 캔커피나 청량 음료수, 주스 등은 마시지 않는 것이 좋다. 이런 음료는 인간 본래의 소화·흡수 시스템을 무시한 것으로 당질을 섭취하는 수단으로서도 최악의 방법이라 할 수 있다. 정확히 말하자면 청량 음료수 같은 달콤한 음료는 건강에 백해무익하다. 인간이 살아가는 데는 전혀 필요가 없는 것들이다.

만약 다이어트를 하면서 달콤한 음료를 마시는 사람이 있다면 지금 바로 중단하고 대신 질 좋은 물을 충분히 마시도록 하자.

매일 2ℓ 전도의 수분 공급을

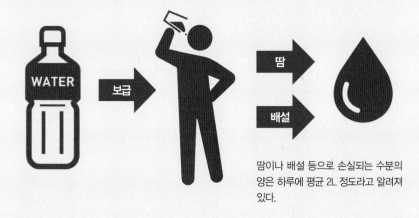

땀이나 배설 등으로 손실되는 수분의
양은 하루에 평균 2L 정도라고 알려져
있다.

연수와 경수의 차이

연수

경수

칼슘과 마그네슘의 함유량이 적고, 뱃속과 피부
에 좋은 것이 특징이다. 우리가 먹는 물은 대부
분 연수이다.

칼슘과 마그네슘의 함유량이 많고 동맥경화 예방
및 변비 해소 등의 효과를 기대할 수 있다.

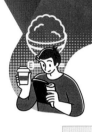

39 잠자기 4시간 전까지 식사를 마친다

밤늦게 식사하는 것은 병의 근원이다

　　먹은 것이 우리 몸에서 완전히 소화, 흡수되려면 4시간 정도가 걸린다. 그러니까 저녁 식사는 잠자기 4시간 전까지 마치는 것이 좋다.

　식사를 한 후 전혀 움직이지 않고 바로 잠을 자면 포도당이 쌓여 비만으로 이어진다. 또한 밤 늦게 식사를 하는 습관은 '인슐린 저항성'을 일으키기 쉬운 것으로 알려져 있다.

　인슐린 저항성이란 간단히 말하면 '인슐린이 잘 듣지 않는 상태'를 말한다. 이 상태가 계속되면 혈당이 상승하는 것을 억제하지 못하기 때문에 당뇨병에 걸릴 위험이 높다.

　저녁 식사에는 가능한 한 당질을 섭취하지 않는 것이 좋다. 뚱뚱한 사람은 대부분 밤에 당질을 많이 섭취하는 경향이 있다. 밤에 밥을 잔뜩 먹고 그 후에 과자를 먹는 것은 비만으로 직결되는 최악의 조합이다.

　저녁 식사를 하며 반주를 하는 사람도 있는데, 맥주와 일본주는 당질이 많기 때문에 좋지 않다. 술을 꼭 마시고 싶다면 당질이 함유되지 않는 증류주(소주나 위스키)를 한 잔 정도 하는 것이 좋다. 살이 빠지는 효과가 있는 드라이한(달지 않고 쌉싸름한) 화이트 와인이나 폴리페놀이 풍부한 레드 와인을 한 잔 마시는 것도 좋다.

제각기 소화될 때까지 걸리는 시간

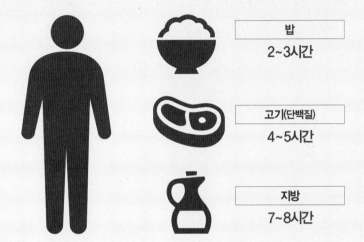

밥	2~3시간
고기(단백질)	4~5시간
지방	7~8시간

음식이 소화되는 시간의 기준은 위와 같다. 가급적 저녁에는 밥이나 면과 같은 주식을 먹지 않는 것이 좋다. 부식품 위주의 식사를 하되, 잠자기 전 4시간 동안은 아무것도 먹지 않는 것이 살을 빼는 지름길이다. 물론 식후에 디저트 등 단것도 먹지 않는 것이 좋다. 과일도 당질이 많아 살찌는 원인이 되므로 밤에는 가급적 먹지 말아야 한다. 과일을 먹고 싶다면 아침 식사 후에 조금만 먹는 것이 좋다.

술을 마시려면 와인이 제일 좋다

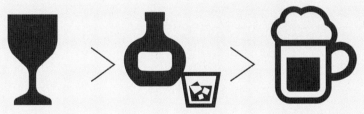

와인은 혈당 수치를 낮추는 데 효과가 있다. 특히 드라이한 화이트 와인은 살을 빼는 데도 효과가 있다는 연구결과가 있다.

위스키나 양주, 소주 등 증류주도 혈당 상승을 억제해 준다. 와인을 싫어하는 사람은 증류주를 마시는 것이 좋다.

맥주나 일본주에는 당질이 함유되어 있기 때문에 과음은 금물이다. 꼭 마시고 싶은 경우에도 1잔 정도만 하자.

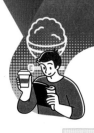

40 당질뿐만 아니라 식품첨가물도 주의해야 한다

방부제와 발색제는 백해무익하다

"시판되는 식품에 먹으면 위험한 것을 사용할 리가 없다." 라고 아직도 그렇게 믿는 소비자들이 적지 않다. 하지만 가공식품이나 과자 등 손쉽게 구입할 수 있는 많은 음식에 인공적으로 만든 식품첨가물이 사용되는 실정이다.

다양한 식품첨가물 중에서도 특히 주의해야 할 것은 식품을 선명하게 보이기 위해 사용하는 발색제이다. 예를 들어 햄이나 소시지 같은 가공육에 자주 사용되는 '아질산염'이 이에 해당한다. WHO(세계보건기구)는 이런 화학물질에 발암성이 있음을 인정했다. 예쁜 분홍색으로 언뜻 보기에 맛있어 보이는 햄 색깔은 사실 화학물질로 만들어진 위험한 색이라는 것을 기억해야 할 것이다.

식품을 오래 보존하기 위한 방부제도 인체에 해로운 식품첨가물 중 하나다. 어떤 음식이든 시간이 지나면 썩거나 상하기 마련이다. 그런데 그 식품의 수명을 화학물질로 무리하게 늘리는 것이 방부제이다. 유통기한이 긴 식품은 보관해 두면 여러모로 편리하지만, 대부분의 경우 방부제나 살균제를 많이 사용한다. 편리한 생활의 대가로 건강을 희생하는 것은 본말이 전도되었다고 할 수 있다. 자신과 가족의 건강을 지키기 위해 식품첨가물이 함유되지 않는 식재료를 선택해야 할 것이다.

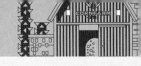

주요 식품첨가물과 그 용도

종류	목적과 효과	식품첨가물
감미료	식품에 단맛을 준다.	자일리톨, 아스파르템
착색료	식품을 착색하고 색조를 조절한다.	치자황색소, 식용색소 황색 제4호
보존료	곰팡이나 세균 등의 발육을 억제하여 식품의 보존성을 높이고 식중독을 예방한다.	소르브산, 이리단백
증점제, 안정제, 겔화제, 호제	식품에 매끄러운 느낌과 끈기를 부여하여 분리를 방지하고 안정성을 향상시킨다.	펙틴, 카르복시메틸 셀룰로오스, 나트륨
산화방지제	유지 등의 산화를 방지하고 보존성을 높인다.	에리소르빈산 나트륨, 믹스비타민E
발색제	햄, 소시지 등의 색조와 풍미를 좋게 한다.	아질산나트륨, 질산나트륨
표백제	식품을 표백하여 희고 깨끗하게 만든다.	아황산나트륨, 차아황산나트륨
곰팡이 방지제	감귤류 등의 곰팡이가 발생을 방지한다.	오르토페닐페놀, 디페닐
이스트 푸드(제빵개량제)	이스트의 발효를 조절하고, 빵의 품질을 좋게 한다.	인산삼칼슘, 탄산암모늄
껌 베이스	츄잉껌 기재에 이용한다.	에스테르고무, 치클
건수	중화면의 식감과 풍미를 좋게 한다.	탄산나트륨, 폴리인산나트륨
쓴맛을 내는 고미료	식품에 쓴맛을 낸다.	카페인(추출물), 나린진
효소	식품의 제조·가공에 사용한다.	β-아밀라아제, 프로테아제
광택제	식품의 표면에 광택을 준다.	셀락, 밀로우
향료	향료식품에 향을 더하여 맛을 낸다.	오렌지 향료, 바닐린
산미료	식품에 신맛을 낸다.	구연산, 유산
튜잉껌 연화제	튜잉껌을 유연하게 유지한다.	글리세린, D-소르비톨
조미료	음식의 맛을 돋우며 맛을 조절한다.	L-글루탐산나트륨, 5'-이노신산이나트륨
두부용 응고제	두부를 만들 때 두유를 굳힌다.	염화마그네슘, 글루코노 델타락톤
유화제	물과 기름을 균일하게 섞는다.	글리세린 지방산에스테르, 식물 레시틴
수소 이온 농도 조정제 (pH 조정제)	식품의 pH를 조정하고 품질을 향상시킨다.	DL-사과산, 유산나트륨
팽창제	케이크 등을 부풀게 해서 부드럽게 만든다.	탄산수소나트륨, 소백반
영양 강화제	영양소를 강화한다.	비타민C, 유산칼슘
기타 식품첨가물	기타 식품 제조 및 가공에 도움이 된다.	수산화나트륨, 활성탄, 프로테아제

• 출처 : 일반사단법인 일본식품첨가물협회 식품첨가물의 종류와 용도 예
(https://www.jafaa.or.jp/tenkabutsu01/siryou)

음식뿐만! 아니라! 식품첨가물도 주의해야 한다!

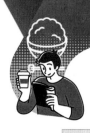

41 채소부터 먹으면 살이 잘 찌지 않는다

먹는 순서에 따라 혈당 수치도 달라진다

'베지터블 퍼스트'라는 말을 들어본 적이 있는가? 이것은 다이어트 하는 법에서도 자주 언급되는 키워드로, 먼저 채소부터 먹어야 한다는 것이다. 그 다음에는 고기나 생선 같은 단백질 부식물을 먹고, 마지막에 탄수화물을 먹는 식사법이다. 이렇게 하면 살이 찌지 않는 것으로 알려져 있다.

인간의 소화, 흡수 시스템을 보면 당연히 채소를 먼저 먹는 것이 좋다. 주식인 밥이나 빵과 함께 메인 반찬을 먼저 먹으면 혈당이 단번에 상승해 버리므로 우선은 식이섬유가 풍부한 채소류를 먹고, 그 다음에 소화가 느린 단백질 순서로 먹어야 혈당 수치의 상승을 완만하게 유지시킬 수 있다. 그 차이는 다음 페이지를 보면 일목요연하다.

이때 먹는 시간은 가급적 30분 정도는 확보하고, 입안의 소화효소와 잘 섞이도록 한입에 30번 정도는 씹는 것이 좋다. 레스토랑의 코스 메뉴처럼 천천히 식사를 해야 만복중추에 채워졌다는 신호가 들어간다. 결과적으로 먹는 메뉴는 같아도 먹는 순서를 바꾸기만 해도 비만이 예방되고 당뇨병 위험도 줄일 수 있다.

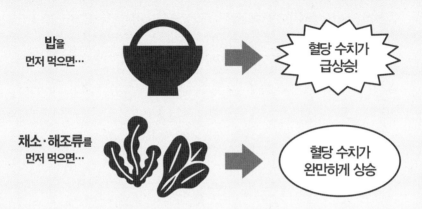

식사는 일단 채소부터!

밥을
먼저 먹으면…

혈당 수치가
급상승!

채소·해조류를
먼저 먹으면…

혈당 수치가
완만하게 상승

■먹는 순서에 따라 달라지는 혈당 수치

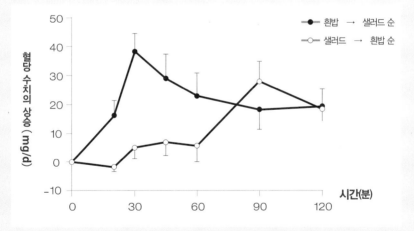

- 출처: 저Glycemic Index식 섭취 순서의 차이가 식후 혈당 프로파일에 미치는 영향/카네모토 이쿠오 외

밥과 샐러드, 어느 쪽을 먼저 먹는가로 혈당 수치의 변화를 조사한 그래프이다. 샐러드를 먼저 먹어야 혈당이 완만하게 상승한다는 것을 알 수 있다.

식사할 때는 먹는 순서를 철저히 지켜라!

채소부터 먹으면 살이 잘 찌지 않는다

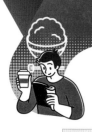

42 부종도 해소할 수 있는 칼륨을 섭취해라

체액 균형을 바로잡는 중요한 미네랄

현대인은 대부분 진한 맛에 익숙해져 있기 때문에 자신도 모르게 염분을 지나치게 섭취해 고혈압이 되는 사람이 적지 않다. 하지만 고혈압도 일상적인 식사를 조금 궁리하면 개선할 수 있다.

채소 등에 함유되어 있는 칼륨이라는 무기질이 있다. 칼륨은 신체의 염분을 배출하고 혈압을 낮추는 효과를 기대할 수 있으며, 이뇨작용도 있기 때문에 신체의 부종을 해소하는 데에도 도움이 된다.

채소와 과일에 많은 칼륨

칼륨은 나트륨(염분)과 함께 작용하여 세포 안팎에서 체액의 침투압을 유지시킴으로써 혈압과 체액 농도의 균형을 조정한다. 칼륨을 많이 섭취하면 이 삼투압 구조를 이용하여 세포 내 여분의 나트륨을 체외로 배출하기 때문에 혈압을 낮출 수 있다.

칼륨은 채소와 과일에 많이 함유되어 있다. 다만 감자류와 과일 등은 당질도 많이 함유되어 있기 때문에 당질 제한과 병행하여 실시한다면 시금치나 죽순, 배추, 완두콩 등이 권할 만하다.

칼륨 보급은 이 재료로

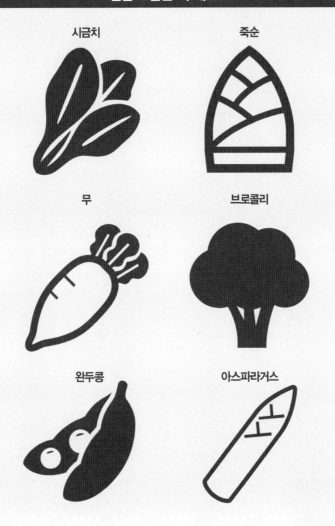

시금치

죽순

무

브로콜리

완두콩

아스파라거스

염분을 배출하는 데 도움이 되는 채소

부종도 해소할 수 있는 칼륨을 섭취해라

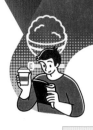

43 젊고 힘이 넘치는 몸을 만드는 방법이 있다

항산화력을 높여 노화를 막는다

최근 화제가 되고 있는 '카르노신'을 아는가? 카르노신은 장어나 닭고기, 참치에 많이 함유되어 있는 건강성분으로 매우 강력한 항산화 작용을 하는데다 최종당화산물을 강력하게 억제하는 효과가 있는 것으로 알려져 있다.

이처럼 경이적인 항산화력을 지닌 카르노신을 음식을 통해 적극적으로 섭취하면 노화의 원인물질인 활성산소가 체내에서 제거되므로 활력이 넘치는 젊은 육체를 만들 수 있고 유지할 수 있을 것으로 기대된다.

파워 & 미용효과

피부와 노화방지에 신경을 쓰는 사람들이 있다. 이런 사람들에게도 천연 항산화물질이라고 할 수 있는 카르노신이 함유된 음식을 적극 추천한다.

최근 피로가 쌓여 의욕이 생기지 않거나 일주일을 버틸 힘을 기르고 싶을 때도 카르노신이 풍부하게 함유된 장어와 참치, 닭고기 요리를 먹어보라. 항산화력을 높여 힘 있게 활동할 수 있을 것이다.

기르노신이 풍부한 식재료

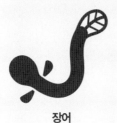
장어

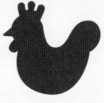
닭고기

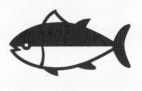
참치

항산화 물질인 '카르노신'은 장어, 닭고기, 참치에 많은데, 그 중에서도 특히 근육이나 간 등에 많이 함유되어 있다.

카르노신으로 신체를 건강하고 젊게

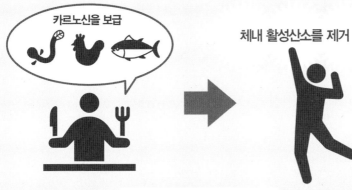

카르노신을 보급

체내 활성산소를 제거

이런 때야말로 카르노신

피로가 쌓여 도저히 의욕이 생기지 않거나, 1주일을 버틸 힘을 기르고 싶은 일요일 밤 등에는 카르노신이 함유되어 있는 음식을 섭취하여 항산화력을 높이는 것이 좋다.

**쌓인 피로가
풀리지 않을 때**

**일할 힘을
기르고 싶을 때**

참고 힘이 넘치는 몸을 만드는 방법이 있다

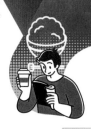

44 카카오 70% 이상 함유된 초콜릿이 좋은 이유

높은 항산화력으로 노화를 예방한다!

'폴리페놀이 몸에 좋다'는 이야기를 TV나 잡지 등에서 보고 들은 사람이 많을 것이다.

폴리페놀이란 식물이 활성산소로부터 자신을 보호하기 위해 만들어내는 항산화 물질로 노화를 억제하는 효과가 있다. 폴리페놀은 대부분의 식물에 함유되어 있는 성분으로 초콜릿에 함유된 카카오 폴리페놀, 두부나 두유 같은 콩식품에 많이 들어 있는 이소플라본, 녹차의 카테킨, 커피나 홍차의 탄닌 등도 폴리페놀의 일종이다.

폴리페놀은 어느 정도 알려진 바와 같이 일상 식사에서 다양한 음식을 통해 섭취할 수 있다. 폴리페놀을 많이 함유한 식재료 중에서도 특히 유명한 것이 레드 와인이다. 레드 와인에는 폴리페놀의 일종인 안토시아닌이 풍부해 항산화 작용이 뛰어나다. 그 때문에 와인을 자주 마시는 프랑스인은 심장 질환이 적다고 알려져 있다. 블루베리도 안토시아닌이 많이 함유되어 있으므로 술을 싫어하는 사람은 이쪽을 추천한다.

초콜릿은 레드 와인과 비교해도 10배 이상의 폴리페놀을 섭취할 수 있지만, 제품에 따라서는 당질이 많기 때문에 카카오 함유율이 70% 이상인 것을 선택하는 것이 좋다.

폴리페놀의 역할

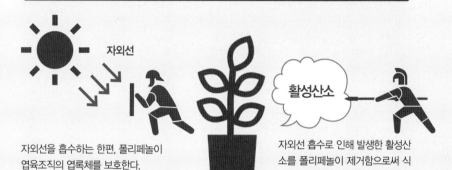

자외선을 흡수하는 한편, 폴리페놀이 엽육조직의 엽록체를 보호한다.

자외선 흡수로 인해 발생한 활성산소를 폴리페놀이 제거함으로써 식물을 지켜준다.

101

폴리페놀이 풍부하게 함유되어 있는 식품

안토시아닌

적포도주

블루베리

카카오폴리페놀

초콜릿
(카카오 75% 이상)

이소플라본

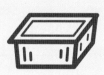

두부·두유

탄닌

커피·홍차

카테킨

녹차

카카오 70% 이상 함유된 초콜릿이 좋은 이유

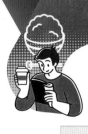

45 콜라겐은 먹어도 의미가 없다

상어 지느러미나 곱창전골을 먹으면 피부에 윤기가 흐른다?

콜라겐은 수분을 유지하며 피부를 윤기 있게 한다고 해서 특히 여성을 중심으로 인기가 많다. 상어 지느러미나 곱창전골을 먹거나 보충제를 복용하는 등 적극적으로 섭취하는 사람들도 많은 것으로 알고 있다. 하지만 콜라겐은 그 자체를 음식으로 섭취해도 피부와 관절에 좋은 효과는 딱히 없다.

우리 몸 안에 있는 콜라겐은 모두 몸속에서 만들어진다. 외부에서 직접 보급하는 것이 아니다. 음식이나 보충제로 콜라겐을 섭취해도 체내에서 소화될 때 아미노산으로 분해되어 흡수되는 시점에서는 이미 콜라겐이 아니다.

체내의 콜라겐 양을 늘리고 싶다면 그 생성에 필요한 성분을 섭취해야 한다. 다양한 영양소와 비타민, 무기질을 제대로 섭취할 수 있는 질 좋은 식생활이 중요한 것이다. 고급 차돌박이를 먹는다고 해서 그 지방이 그대로 배에 붙는 것은 아닌 것처럼 콜라겐을 많이 섭취한다고 해서 체내의 콜라겐 양이 증가하는 것은 아니다. 확실히 콜라겐은 탱글탱글하지만 콜라겐을 먹는다고 해서 피부가 탱탱해지는 것은 아니다.

콜라겐을 먹는다고 해서 피부에 윤기가 생기지는 않는다!

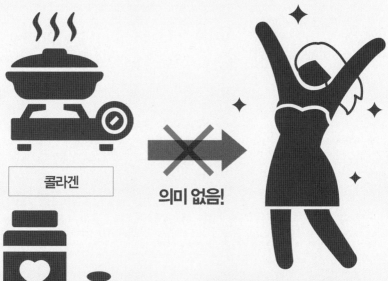

콜라겐

의미 없음!

음식이나 건강식품 등으로 콜라겐을 직접 섭취해도 체내에서 아미노산으로 변화하기 때문에 체내 콜라겐 양은 변하지 않는다.

골고루 먹는 것이 중요하다

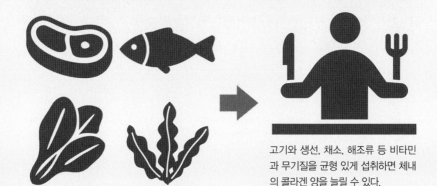

고기와 생선, 채소, 해조류 등 비타민 과 무기질을 균형 있게 섭취하면 체내 의 콜라겐 양을 늘릴 수 있다.

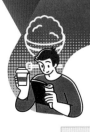

46 인공감미료는 다이어트에 좋은가? 나쁜가?

당질 제로 신화 속 함정

단맛이 나는데도 '당질 제로'나 '무설탕'을 내세우는 식품과 음료가 있다. 다이어트를 하는 사람에게는 그야말로 꿈같은 상품이라고 할 수 있다. 하지만 인공감미료를 사용한 이런 상품을 쌍수 들어 환영할 수는 없다. 함정이 있기 때문이다.

2015년, 영국의 과학잡지 '네이처'에 인공감미료 실험 결과가 게재되었다. '아스파르템' 등 대표적인 인공감미료 3종류의 수용액을 쥐에 먹였더니 설탕물을 먹였을 때보다 혈당 수치가 올랐다는 보고서다. 장내세균을 이식하는 실험에서도 설탕물을 먹인 쥐보다 인공감미료를 먹인 쥐에게서 이식받은 쥐의 혈당 수치가 높았다고 한다. 사람의 몸도 마찬가지다. 인공감미료를 섭취하면 장내세균이 변화하는 것으로 알려져 있다. 당뇨병 위험을 우려해 인공감미료를 지나치게 섭취하면 '내당능(생체에서 포도당을 대사하는 능력)'이 떨어져 오히려 당뇨병에 걸리기 쉽다.

인공감미료뿐만 아니라 흔히 액상과당으로 불리는 고과당 옥수수 시럽(HFCs)도 몸에 안 좋기는 마찬가지다.

인공감미료는 인간이 만들어 낸 부자연스럽기 짝이 없는 물질이다. 건강을 생각한다면 가급적 입에 대지 말아야 할 것이다.

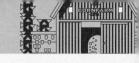

무설탕, 당질 제로 식품에는 주의가 필요하다

당질 제로, 무설탕 등을 강조하는 상품에는 인공감미료가 사용되는 경우가 적지 않다. 성분 표시를 보고 무엇을 사용했는지 확인해 보는 것이 좋다.

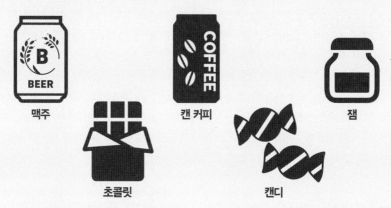

맥주
캔 커피
잼
초콜릿
캔디

105

인공감미료의 종류

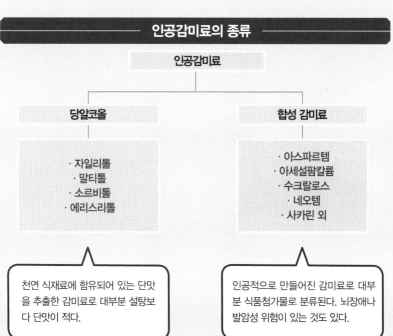

인공감미료

당알코올

· 자일리톨
· 말티톨
· 소르비톨
· 에리스리톨

천연 식재료에 함유되어 있는 단맛을 추출한 감미료로 대부분 설탕보다 단맛이 적다.

합성 감미료

· 아스파르템
· 아세설팜칼륨
· 수크랄로스
· 네오템
· 사카린 외

인공적으로 만들어진 감미료로 대부분 식품첨가물로 분류된다. 뇌장애나 발암성 위험이 있는 것도 있다.

당질 제한에 대해 잘못 생각하는 사람들이 많다. 여기서는 흔히
의문스럽게 생각하는 점을 하나씩 대답해 나가기로 한다.

당질을 갑자기 제로로 떨어뜨리는 게 더 좋은가요?

그렇습니다. 당질을 갑자기 제로로 만드는 게 좋아요. 당질 자체를 끊는 거지요. 뚱
뚱한 사람 대부분이 당질 중독이거든요. 요컨대 당질을 끊을 수 없는 상태가 되어 있는 거지요.
이 중독을 고치지 않으면 일시적으로 살을 뺀다 해도 대부분 요요현상으로 인해 체중이 원상
복귀되지요. 뇌의 지령으로 참지 못하고 결국 당질을 먹어 버리게 되니까요. 이 중독 상태에서
벗어나기 위해서는 일단 깔끔하게 끊는 것이 중요합니다. 고기나 생선, 콩이나 채소를 많이 먹
으면 배가 부르고, 이 식품에도 당질은 다소 포함되어 있기 때문에 당질 부족이 되지는 않습니
다. 그렇기 때문에 우선 처음에는 당질을 0으로 하는 것이 좋습니다.

당질 제한에 따른 부작용은 없나요?

폐해는 없지만 굳이 꼽자면 당질 제한을 너무 많이 해서 심하게 살이 빠져 버리는
경우가 있습니다. 특히 여성은 '더 빠졌으면 좋겠다'는 생각에 무심코 지나쳐 버리는 사람이 많
지요. 그런데 살이 너무 많이 빠지면 백혈구가 줄어 면역력이 떨어지게 됩니다. 갑상선 호르몬
수치 도 내려가기 때문에 여기저기에 이상이 나타나지요. 기력이 없고 피부도 거칠어지고요.
혈압 수치가 나빠질 수도 있고 자주 병에 걸리기도 합니다. 너무 마른 경우에는 역으로 당질을
섭취하라고 조언하고 싶군요. 무슨 일이든 균형이 중요하니까요.

당질을 섭취하지 않으면
머리 회전이 되지 않는다는 말이 있는데요?

그건 잘못된 상식입니다. 뇌는 포도당만 이용하기 때문에 당질 제한을 하면 뇌에 좋
지 않다고 말하는 사람이 있는 거지요. 포도당이 없으면 지방이 에너지로 사용되는데, 그때 생
기는 케톤체도 뇌는 사용할 수 있으니까요. 케톤체는 치매 예방에 좋은 것이 아닐까 알려져 있
을 정도로 좋은 물질입니다.

당질 대신 단백질이나 지방은 어느 정도 먹어야 되나요?

마음껏 먹어도 상관없습니다. 인간이 하루에 섭취할 수 있는 단백질이나 지방은 아주 잘 알려져 있고 아무리 많이 먹었다고 해도 대략 70~80g 정도일 테니까요. 반면 탄수화물은 250~350g도 간단히 먹을 수 있지요. 인간의 몸은 생각하는 것 이상으로 잘 작동되어 고기나 생선을 매일 먹으면 '더 이상 먹고 싶지 않다'는 제동이 걸리도록 되어 있어요. 다시 말하면 단백질이나 지방은 그리 많이 먹지 못하도록 되어 있는 거지요. 많이 섭취해도 여분의 양은 신장을 통해 밖으로 나오기 때문에 안심해도 됩니다. 지방을 많이 섭취하면 살이 찐다고 생각하는 사람도 있는데, 그렇지는 않습니다. 많이 섭취해도 흡수 효율이 떨어져 대변으로 배출되므로 안심하고 지방을 섭취하십시오.

당질 제한은 어느 정도 지속해야 합니까?

목표 체중을 정하고 그에 도달할 때까지 해야 합니다. 4kg 감량하겠다거나 59kg으로 만들겠다는 등 그 목표를 정하고 달성했다면 당질 제한은 적당히 해도 되지요. 예를 들어 당질 제한 중에 1일 당질을 60g으로 했다면 그 후에는 100g 정도로 늘리는 게 좋습니다. 그러면 적당히 먹을 수 있고 체중도 유지할 수 있습니다. 하지만 너무 느슨하지 않도록 주의하세요.

당질 제한으로 살을 빼기는 쉽지만, 다시 찔 수 있다고 들었습니다. 사실인가요?

당질 제한을 한다고 요요현상이 생기는 것이 아닙니다. 결과를 서두르는 사람일수록 요요현상이 생기기 쉬운 거지요. 여름까지 3kg을 빼야겠다고 마음먹었는데 당질 제한을 해서 체중이 줄면 거기서 만족해 버리지요. 당질 제한을 오래하지 못하고 그만두는 것입니다. 이상체중이 되었다면 그 상태에서 제한을 조금 완화하면서 계속하는 것이 다시 찌지 않는 비결입니다.

Q 먼저 채소를 먹는 것이 좋다는 이유는 무엇입니까?

식이섬유가 풍부한 채소나 소화하는 데 시간이 걸리는 단백질을 당질보다 먼저 먹으면 혈당이 급상승하는 것을 억제할 수 있기 때문입니다. 그리고 시간을 두고 천천히 먹는 것도 매우 중요하지요. 와인 등 술을 즐기면서 천천히 식사를 하면 중간에 당질을 섭취해도 혈당이 급격하게 상승하지는 않습니다.

Q 당질 제한 중에는 술을 어느 정도 마셔야 하나요?

마시는 건 괜찮습니다. 하지만 마실 거면 단연 포도주를 추천합니다. 화이트 와인에는 주석산이라는 성분이 함유되어 있어 살이 빠지는 효과가 있다고 알려져 있거든요. 양으로는 두 명이서 한 병 정도가 적당하다고 볼 수 있습니다. 반대로 피하는 것이 좋은 것은 맥주입니다. 맥주는 당질이 많은 데다 목에 잘 넘어가기 때문에 많은 양을 마실 수 있습니다.

Q 당질 제한 중에 초콜릿이 먹고 싶어지면 어떻게 해야 하나요?

초콜릿이 달콤한 것은 설탕을 많이 사용하기 때문입니다. 즉 당질이 많다고 할 수 있지요. 그래도 초콜릿이 먹고 싶다면 카카오 70~80% 이상의 것을 고르도록 하세요. 익숙해질 때까지는 쓴맛이 느껴질 수도 있지만, 폴리페놀이 풍부하게 들어 있으므로 환자에게도 추천합니다.

Q 당질 제한을 하면 방귀 냄새가 지독하다는 말이 있는데 사실인가요?

방귀 냄새는 메탄이나 스카톨 등의 성분이 기본입니다. 이 성분은 먹은 것이 장내에서 발효할 때 발생하지요. 단백질은 당질에 비해 이 냄새 성분을 많이 발생시키기 때문에 당질이 없는 식사를 하며 고기나 생선 섭취량을 늘리면 그만큼 방귀 냄새가 심해지는 경향이 있습니다.

당질 제한 중에는 변비가 되기 쉽다고 들었습니다. 해소법이 있는지요?

당질 제한 중에는 고기나 생선 등의 단백질 섭취량이 증가하기 때문에 변이 단단해지고 변비가 생기기 쉽지요. 하지만 일반 변비와 특별히 다르지 않기 때문에 식이섬유가 풍부한 채소류를 제대로 섭취하면 해소할 수 있습니다. 해조류에는 식이섬유가 많고 당뇨병 예방효과가 있는 마그네슘도 섭취할 수 있기 때문에 추천합니다.

당질 제한이 맞지 않거나 당질 제한을 하지 않는 것이 좋은 사람도 있나요?

성격이나 체질적인 것보다 나이가 더 중요하지요. 65세 이상은 기본적으로 당질 제한을 하지 않는 것이 좋습니다. 고령자가 다이어트를 하면 주름이 눈에 띄게 늘 수 있고 기력이 쇠약해지기 쉽기 때문이지요. 오히려 그 정도 나이가 되면 맛있는 것을 먹으며 행복하게 사는 것을 우선시해도 좋을 것입니다.

과거에 병력이 있었는데 혹시 당질 제한을 해도 괜찮을까요?

당질 제한을 해서는 안 되는 질병은 전혀 없습니다. 특히 비만은 모든 질병의 근원이 된다고 알려져 있지요. 그러니까 적정 체중을 초과한 사람은 적극적으로 하는 것이 좋습니다. 반대로 이미 마른 사람은 필요 이상으로 너무 말라 버릴 우려가 있기 때문에 해서는 안 되겠지요.

어느 쪽을
선택할까?

배가 고플 때는 이런 음식을 골라라!

출출할 때는 참을 게 아니라 간식을 먹어도 좋다.
다만 간식도 어떤 것을 먹느냐에 따라 크게 달라진다.

치킨 VS. 주먹밥

주먹밥은 밥 덩어리라 당질이 많은 음식
이다. 칼로리 면에서 꺼리기 쉬운 치킨
은 당질이 적어서 권할 만하다. 튀김옷
은 가능한 한 얇은 것을 선택하면 보다
당질을 억제할 수 있다.

당근 글라세 VS. 시금치 소테

글라세(설탕과 버터를 사용하여 당근과 양
파 따위의 채소를 윤이 나게 익힌 음식)는
설탕을 사용하는데다가 당근 자체는 당
질이 많은 재료이다. 같은 채소를 먹는
다면 시금치 소테가 당질도 낮고 칼륨도
섭취할 수 있기 때문에 추천하고 싶다.

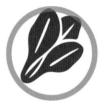

쇼트케이크 VS. 견과류

쇼트케이크에는 밀가루와 설탕 등 당질
함량이 높은 재료가 많이 사용된다. 반
면 호두나 아몬드 같은 견과류는 저당질
인데다 비타민과 무기질을 보충할 수 있
어 좋다.

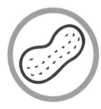

제 4 장

뭘 먹을지 고민될 때
메뉴 고르기

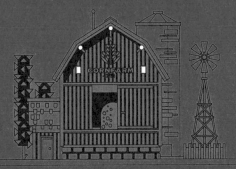

메뉴 고르기

외식이나 중식 기회가 많으면 당질이 많은 것을 선택할
가능성도 높아진다. 메뉴 선택의 포인트를 알아두자.

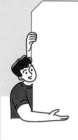

정식집 편

주식을 적게 먹고, 배부르게 먹고 싶다면 단품 추가!

정식집에서는 주식인 밥을 맘껏 먹을 수 있는 등 당질을 많이 섭취하기 쉽
다. 외식할 때도 과감히 주식을 적게 하고 단품으로 보충하도록 하자.

생선정식이라면 생선회·구이 순으로 고른다

생선정식은 정식집의 간판 메뉴 중 하나다. 당질은 생선회, 생선구이, 생선조림 순으로 낮으므로
맛을 내는데 양념을 거의 사용하지 않는 생선회 식사를 선택하면 당질을 줄일 수 있다. 주식을
적게 먹거나 먹지 않을 경우에는 냉두부 같은 단품을 주문하는 것이 좋다. 당질도 적은 데다 양
념을 스스로 조절할 수 있기 때문이다.

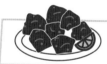

고기정식이라면 불고기(소금)·가라아게· 고기 채소볶음을 추천

불고기 정식, 가라아게(닭고기나 생선 등의 재료에 튀김옷을 묻혀 기름에 튀겨낸 것) 정식, 고기채소
볶음 정식 등 고기를 사용한 정식은 기름을 많이 사용하기 때문에 칼로리가 높다고 피하기 쉽다.
하지만 주식을 제외하면 당질은 그리 높지 않다. 구운 고기는 양념보다는 소금으로 맛을 낸 것으
로 하고, 가라아게나 채소 볶음은 주식을 빼면 다 먹어도 괜찮다. 감자 샐러드 등 당질이 많은 메
뉴는 고르지 않는 게 좋다.

채소는 채썬 양배추, 샐러드, 나물 등을 우선적으로 먹는다

주식을 적게 섭취하거나 빼서 부족함을 느낄 때는 분량이 푸짐한 샐러드와 두부 반찬 등으로 배
를 채운다. 채썬 양배추, 나물 같은 채소류도 당질이 적어 추천한다. 채썬 양배추는 소스보다 마
요네즈를 사용하는 등 당질이 적은 쪽을 선택하는 것이 좋다.

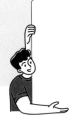

패밀리 레스토랑 편

세트 메뉴보다 단품 메뉴의 조합을 추천한다

패밀리 레스토랑은 양식을 중심으로 세트 메뉴, 안주 메뉴, 드링크 바, 일품 메뉴 등 메뉴가 매우 다양하다. 생선 요리와 고기 요리를 어떻게 조합하느냐에 따라 당질도 확실히 억제할 수 있다.

메인은 푸짐한 스테이크, 햄버거 등으로!

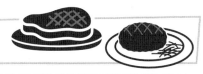

세트 메뉴에 포함되는 빵이나 수프, 샐러드 등은 당질이 많이 함유된 것도 있으므로 메인 메뉴도 단품에서 선택해 탄수화물을 섭취하지 않도록 하자. 스테이크는 당질이 적어 많이 먹어도 되지만, 소스는 당질이 적은 것을 선택하는 것이 좋다. 햄버거는 소스를 잘 골라야 한다. 데미글라스 소스와 화이트 소스는 당질이 많기 때문에 가급적 피하는 것이 좋다.

전채나 안주는 햄·치즈 같은 것을 추천한다!

메인 요리가 당기지 않는 날이나 술을 패밀리 레스토랑에서 마실 때에는 사이드 메뉴를 추천한다. 패밀리 레스토랑의 풍부한 메뉴 중에서도 안주나 전채 메뉴는 당질을 낮게 억제할 수 있다. 미니 사이즈 비프스튜 등은 피하고, 생 햄, 치즈 모듬이나 시금치 볶음, 피클 등 저당질 메뉴를 선택한다.

샐러드나 곁들이는 요리를 고를 때는 푸짐한 것을 선택한다!

패밀리 레스토랑 메뉴는 샐러드 종류도 많으므로 곁들이는 요리는 되도록 푸짐하고 당질이 적은 것으로 해서 포만감을 얻도록 하자. 감자튀김이나 당근 그라세를 선택하는 것보다 해산물 샐러드나 브로콜리와 돼지고기 샐러드가 당질이 적기 때문에 최적이다. 수프를 먹을 때는 포타주보다는 콘소메를 고르는 것이 좋다.

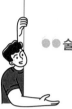

이자카야 편

●● 술을 마실 때도 곁들이는 요리를 잘 선택하면 당질을 제한할 수 있다! ●●

당질을 제한하는 중이라고 해서 술 마시는 것을 꺼려할 필요는 없다. 화이트 와인이나 소주, 우롱하이, 위스키 등은 당질이 거의 함유되어 있지 않아 저당질 안주와 조합하면 푸짐한 식사를 할 수 있다.

닭꼬치를 주문할 때는 양념보다 소금맛과 함께 하라!

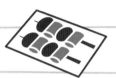

이자카야의 기본 메뉴인 닭꼬치구이는 양념 맛보다 소금 맛을 선택한다. 양념 맛에는 설탕을 많이 넣은 것도 있기 때문에 소금 맛보다 당질이 많다. 먹는 부위는 껍질, 염통, 넓적다리 등 어디든 괜찮다. 닭꼬치구이에 맥주를 마실 때는 당질 제로 타입의 맥주와 소금맛 양념 닭꼬치 조합을 추천한다. 맥주에는 당질이 많은 타입도 있으므로 주의가 필요하다.

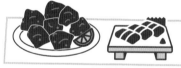

저당질의 가라아게, 생선회 등을 메인으로 주문한다!

닭꼬치 외에도 메뉴가 풍부한 가라아게, 생선회 등은 저당질 술안주라 추천할 만하다. 그 외에 오징어 구이나 구운 게, 바지락 술찜을 소주나 화이트 와인 같은 저당질 술과 조합해 마시는 것도 좋다. 이자카야 메뉴는 전체적으로 저당질이지만, 조심해야 할 것은 조림이나 마무리 음식이다. 조림은 단맛이 들어 있어 좋지 않다. 당질 함량이 많은 음식으로 마무리하는 것도 삼가는 것이 좋다.

채소로 비타민을 보충한다면 당질이 적은 무샐러드나 나물이 좋다!

식사는 채소류부터 먹는 것이 기본이다. 이자카야에서도 채소류부터 먹는 것이 이상적이다. 일단 주문하는 메뉴에 무 샐러드나 나물과 같은 저당질이면서 비타민이 풍부한 단품요리를 넣어보라. 이자카야 메뉴에는 해조류가 많은데 예를 들어 큰실말 무침보다 미역귀 국물이 저당질이므로 미역귀를 선택하는 식으로 고르면 된다.

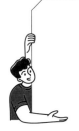

마트(반찬)편

●● 가급적 심플한 반찬을 고르자 ●●

마트는 식재료의 보고, 고기, 생선, 채소는 물론이지만, 음료수나 당질이
많은 밥과 빵류도 판매한다. 여기서는 어떤 부식물을 선택하는 것이 좋은
지 소개한다.

모듬회에 곁들여져 있는 채소나 해초도 활용하는 것이 좋다!

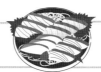

생선 코너에는 생선회 팩이 많이 진열되어 있다. 생선회는 간이 없는 것이 많고 볼륨도 있다. 생
선회 중 특히 추천하고 싶은 것은 모듬회다. 여러 종류의 생선회가 들어 있는데다 곁들여져 있는
채소나 해초도 먹을 수 있어 좋다. 안주는 무 슬라이스를 비롯해 청차조기잎, 미역 등이 저당질
이어서 좋다. 하지만 당근 슬라이스는 당질 함량이 높기 때문에 먹지 않는 것이 좋다.

로스트비프, 생선구이 등 가게에서 만든 것을 구입하라!

마트 반찬 중에는 가게에서 직접 만드는 것도 많다. 생선구이나 로스트비프, 스테이크 등 가게에
서 조리해 포장한 것은 시판 팩에 비해 염분이 적고, 방부제 같은 불필요한 것이 들어 있지 않은
경우가 많아 안심하고 먹을 수 있다. 마트에서도 조림 반찬보다 생선구이와 스테이크, 로스트비
프 등을 선택하여 구입하자.

샐러드팩, 낫토, 두부팩 등을 적극 활용하라

바로 먹을 수 있는 낫토와 두부, 샐러드 종류가 많은 것도 마트의 장점이다. 특히 샐러드는 채소
류가 많이 들어 있는 것을 선택하도록 하자. 그 중에는 로스트비프 샐러드와 닭모래주머니 샐러
드를 파는 곳도 있으므로 당질이 많은 감자 샐러드나 마카로니 샐러드보다는 그쪽을 선택하자.
낫토와 두부는 육수 팩을 사용하지 않는 것이 좋다.

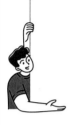

패스트푸드 편

●● 당질을 줄이고 싶다면 과감히 사이드 메뉴를 메인으로 ●●

친구와 함께 패스트푸드점에 가는 사람도 많을 것이다. 패스트푸드점은 햄버거와 감자튀김 등으로 대표되는 당질의 보고 같은 곳이지만, 여기서도 요령만 알아두면 당질을 줄일 수 있다.

세트 메뉴와 메인 버거는 당질이 많으므로 피해야!

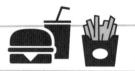

햄버거나 핫도그에 사용되는 작고 둥근 빵은 밀가루를 사용하기 때문에 당질 함량이 매우 높다. 패스트푸드점에서는 세트 메뉴와 버거류보다는 사이드 메뉴를 메인으로 생각하고 주문하자. 또한 샐러드류는 감자 샐러드와 마카로니 샐러드보다는 그린 샐러드와 코울슬로 샐러드를 선택한다.

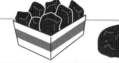

공복을 채울 수 있는 치킨 너겟이나 프라이드치킨이 좋다!

패스트푸드의 또 다른 인기 메뉴는 말할 것도 없이 감자튀김이다. 감자튀김은 당질이 매우 많이 함유되어 있으므로 피하는 것이 좋다. 패스트푸드점에서 추천하고 싶은 메뉴는 치킨이나 치킨 너겟이다. 둘 다 닭고기를 튀긴 것이므로 안심하고 먹을 수 있다. 최근에는 구운 닭고기를 판매하는 패스트푸드점도 있다. 튀김옷이 신경이 쓰이는 사람은 구운 닭고기가 좋을 것이다.

음료를 고를 때는 차나 탄산수로만 한다!

패스트푸드에서 빠뜨릴 수 없는 음료수는 당질을 함유한 것이 많아 마시지 않으려는 사람도 있을 것이다. 하지만 어떤 음료를 선택하느냐에 따라 당질을 억제할 수 있다. 당질이 적은 우롱차를 비롯한 차 종류는 물론, 탄산수 등 당질이 함유되지 않은 음료는 마셔도 괜찮다. 채소 주스나 설탕이 들어간 차는 당질이 많기 때문에 주류와 마찬가지로 마시지 않는 것이 좋다.

편의점 편

●● **다양한 식품이 있어 잘 고르면 만족스런 식사가 가능하다!**

퇴근길이나 점심시간에 많이들 이용하는 편의점은 주스나 과자의 유혹에 넘어가기 쉬운 곳이다. 그런데 그런 사람들도 다음과 같은 사항에 주의해서 메뉴를 선택하면 당질을 많이 섭취하지 않고도 만족할 만큼 먹을 수 있다.

편의점 인기 3종
생선구이, 닭꼬치, 삶은 달걀!

편의점 반찬 코너에 있는 닭꼬치와 생선구이, 삶은 달걀은 밤에 집에서 술을 마실 때나 점심 저녁 반찬으로 제격이다. 닭꼬치는 설탕을 사용한 양념 맛보다 소금 맛 쪽을 선택하고, 생선구이는 열빙어(시사모)처럼 소금을 뿌려 말린 것을 선택한다. 낱개로 판매하는 삶은 달걀은 샐러드 위에 올려도 만족스러운 맛을 낼 수 있다.

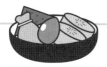

편의점의 대표 어묵은
당질 오프 재료의 보고!

계산대에 설치되어 있는 편의점의 연육(생선살) 함량 90% 이상인 어묵은 당질 오프 재료의 보고이다. 달걀, 곤약, 실 곤약, 두부 등은 어묵 재료 중에서도 대표적인 저당질 식품이라서 적극적으로 먹는 것이 좋다. 포장멸치와 다시마, 소고기 힘줄 등도 씹는 맛이 있어 만족감을 얻을 수 있다. 당질이 적은 달걀은 하루에 여러 개 먹어도 좋다.

출출할 때는
당질이 적은 치즈 안주가 최고

인기 메뉴나 한입 크기의 치즈, 훈제 고기 등, 그 외에도 편의점에서 꾸준히 팔리는 음식에는 저당질 식품이 많다. 건어물 중에서도 오징어채는 특히 당질이 적어 출출할 때 매우 적합하다. 그 밖에 소고기 육포 등도 추천한다. 같은 건어물이라도 말린 가리비는 당질이 많기 때문에 주의하자. 치즈나 훈제 고기 등도 당질이 적어 부담 없이 먹을 수 있다.

출처: 『가장 간단하게 즉시 살을 뺀다! 개정판 당질량 핸드북』 마키타 젠지 지음(신성출판사)

■ 밥 & 밥류

품명	분량	당질	칼로리	단백질	염분
백미밥	밥 180.0g	55.2g	252kcal	3.8g	0.0g
주먹밥(연어)	밥 75.0g	27.6g	146kcal	4.1g	0.4g
팥밥	밥 100.0g	61.1g	291kcal	6.7g	0.2g
중국식 볶음밥	밥 180.0g	68.1g	483kcal	11.5g	1.6g
누룽지탕	누룽지 36.0g	35.8g	298kcal	10.4g	2.3g
도리아	밥 130.0g	57.8g	459kcal	15.8g	1.8g
오므라이스	밥 135.0g	59.2g	446kcal	17.0g	2.8g
새우필라프	쌀 80.0g	68.5g	388kcal	11.8g	1.5g
치킨라이스	밥 180.0g	73.4g	420kcal	10.0g	2.0g
닭고기 달걀덮밥	밥 200.0g	82.5g	513kcal	20.4g	2.3g
가쓰카레	밥 180.0g	84.7g	759kcal	20.0g	3.0g
단무지 절임	10.0g	1.1g	6kcal	0.1g	0.4g
오이 겉절이	10.0g	0.3g	2kcal	0.1g	0.3g

■ 빵 & 빵류

품명	분량	당질	칼로리	단백질	염분
식빵(1장·6장 자른 것)	60.0g	26.6g	158kcal	5.6g	0.8g
버터롤빵	30.0g	14.0g	95kcal	3.0g	0.4g
피자 토스트	식빵 60.0g	30.4g	275kcal	11.7g	1.6g
프렌치 토스트	식빵 45.0g	25.9g	222kcal	7.4g	0.8g
에그머핀 샌드위치	잉글리시 머핀 70.0g	28.5g	366kcal	20.2g	2.0g
샌드위치(햄 & 치즈)	식빵 17.0g	7.8g	102kcal	4.9g	0.7g
바게트	60.0g	32.9g	167kcal	5.6g	1.0g
건포도 식빵	53.0g	25.9g	143kcal	4.3g	0.5g
핫도그	핫도그 빵 43.0g	25.6g	230kcal	7.9g	1.5g
클럽하우스 샌드위치	식빵 90.0g	41.4g	449kcal	16.7g	2.0g
크로와상	30.0g	12.7g	134kcal	2.4g	0.4g
땅콩버터	10.0g	1.5g	64kcal	2.5g	0.1g
딸기잼(저당도)	17.0g	8.0g	33kcal	0.1g	0.0g

■ 면 & 면 종류

품명	분량		당질	칼로리	단백질	염분
메밀국수		180.0g	43.2g	238kcal	8.6g	0.0g
우동		200.0g	41.6g	210kcal	5.2g	0.6g
스파게티		80.0g	56.9g	303kcal	9.8g	0.0g
즉석 컵면(튀기지 않은 면)		75.0g	44.5g	257kcal	6.8g	5.2g
인스턴트라면(유부 타입)		100.0g	59.0g	458kcal	10.1g	5.6g
삶은 중화면		200.0g	55.8g	298kcal	9.8g	0.4g
츠키미소바	삶은 메밀국수 ······180.0g		50.9g	362kcal	17.8g	3.7g
다누키소바	삶은 메밀국수 ······180.0g		56.9g	394kcal	13.7g	3.9g
기츠네우동	삶은 우동 ········200.0g		52.6g	398kcal	15.8g	5.2g
고기우동	삶은 우동 ········200.0g		50.2g	385kcal	15.8g	3.8g
소스 야키소바	찐 중화면 ········150.0g		62.8g	456kcal	13.1g	3.4g
된장라면	생 중화면 ········110.0g		72.6g	443kcal	17.9g	7.1g
돈코츠라면	생 중화면 ········110.0g		66.1g	507kcal	22.3g	7.1g
카르보나라 스파게티	삶은 스파게티 ······200.0g		61.4g	654kcal	22.5g	3.0g
미트소스 스파게티	삶은 스파게티 ······200.0g		68.3g	589kcal	22.1g	2.1g
쪽파 조각		10.0g	0.2g	3kcal	0.2g	0.0g
가키아게(즉석식품)		50.0g	16.1g	161kcal	2.0g	0.7g
차슈		12.0g	0.6g	21kcal	2.3g	0.3g

■ 기타 주식·가공품

품명	분량		당질	칼로리	단백질	염분
과일 그래놀라		40.0g	27.7g	174kcal	3.1g	0.2g
피자 크러스트		63.0g	30.8g	169kcal	5.7g	0.8g
믹스 피자	피자 크러스트 ··· 63.0g		34.4g	397kcal	19.6g	2.1g
절편		100.0g	50.3g	234kcal	4.0g	0.0g
기리탄포		88.0g	40.3g	185kcal	2.8g	0.0g
콘플레이크(플레인)		40.0g	32.4g	152kcal	3.1g	0.8g
녹두당면		30.0g	25.1g	107kcal	0.1g	0.0g
미펀(쌀국수)		50.0g	39.5g	189kcal	3.5g	0.0g
오코노미야키	박력분··············· 25.0g		30.7g	326kcal	24.0g	3.0g
팬케이크		68.0g	30.0g	177kcal	5.2g	0.5g
핫케이크(2단)	팬케이크 ············136.0g		73.9g	469kcal	10.5g	1.1g
볶은 미펀	미펀················· 50.0g		44.1g	357kcal	14.0g	1.4g

■ 생선·회·기타 어패·생선가공품

품명	분량	당질	칼로리	단백질	염분
전갱이포구이	말린 것 … 50.0g(77.0g)	0.1g	84kcal	10.1g	0.9g
임연수 구이	말린 것 … 65.0g(100.0g)	0.1g	114kcal	13.4g	1.2g
자반 연어 구이	연어 … 80.0g	0.1g	159kcal	17.9g	1.4g
꽁치구이	꽁치 … 130.0g(200.0g)	0.1g	386kcal	22.9g	2.0g
정어리 매실 조림	정어리 … 100.0g(111.0g)	7.0g	205kcal	20.0g	2.0g
장어 양념구이	장어 … 70.0g	2.2g	205kcal	16.1g	0.9g
방어 양념구이	방어 … 80.0g	6.3g	254kcal	17.5g	1.2g
참치살(회)	참치살 … 40.0g	0.6g	54kcal	10.7g	0.0g
가다랑어살(회)	가다랑어 … 60.0g	2.4g	84kcal	16.4g	1.0g
가리비 관자(회)	가리비 관자 … 36.0g	1.9g	36kcal	6.2g	0.1g
삶은 새우	60.0g	0.0g	74kcal	16.9g	0.3g
삶은 대게	40.0g	0.0g	28kcal	6.0g	0.2g
굴	120.0g	5.6g	72kcal	7.9g	1.6g
고등어(통조림)	20.0g	0.0g	38kcal	4.2g	0.2g
어육 소시지	45.0g	5.7g	72kcal	5.2g	0.9g
치쿠와(작은 것 1개)	25.0g	3.4g	30kcal	3.1g	0.5g
가마보코	36.0g	3.5g	34kcal	4.3g	0.9g

■ 소고기

품명	분량	당질	칼로리	단백질	염분
국내산 등심살	100.0g	0.2g	318kcal	16.2g	0.1g
수입 등심살	80.0g	0.1g	192kcal	14.3g	0.1g
국내산 소다리살	60.0g	0.2g	125kcal	11.7g	0.1g
국내산 설로인	100.0g	0.4g	334kcal	16.5g	0.1g
와규 넓적다리살 샤브샤브용	80.0g	0.4g	207kcal	15.4g	0.1g
다진 소고기	50.0g	0.2g	136kcal	8.6g	0.1g
국내산 필레	100.0g	0.5g	195kcal	20.8g	0.1g
비프스테이크(로스트)	국내산 로스트 …100.0g	1.9g	365kcal	16.5g	1.0g
비프스테이크(설로인)	국내산 설로인 …100.0g	2.1g	381kcal	16.8g	1.0g
비프스테이크(필레)	국내산 필레 …100.0g	2.2g	242kcal	21.1g	1.0g
로스트비프	국내산 소다리살 … 70.0g	2.2g	198kcal	14.2g	1.4g
얇게 저민 소고기	국내산 소다리살 … 60.0g	2.4g	194kcal	12.6g	0.6g
비프햄버그	다진 소고기 …… 100.0g	9.7g	377kcal	19.7g	1.3g

※ 괄호 안의 숫자는 먹지 못하는 부분도 포함한다.

■ 돼지고기

품명	분량		당질	칼로리	단백질	염분
돼지목살		60.0g	0.1g	130kcal	11.1g	0.1g
삼겹살 얇게 썬 고기		50.0g	0.1g	198kcal	7.2g	0.1g
삼겹살 덩어리		50.0g	0.1g	198kcal	7.2g	0.1g
등심살		80.0g	0.2g	210kcal	15.4g	0.1g
돼지 넓적다리살		80.0g	0.2g	146kcal	16.4g	0.1g
돼지 간		50.0g	1.3g	64kcal	10.2g	0.1g
돼지갈비		65.0g(100.0g)	0.1g	257kcal	9.4g	0.1g
다진 돼지고기		50.0g	0.1g	118kcal	8.9g	0.1g
돼지 샤브 샐러드	돼지 등심 ········	75.0g	4.1g	263kcal	15.8g	0.7g
돼지고기 생강 구이	돼지 등심 ········	80.0g	6.3g	279kcal	15.0g	1.4g
포크 소테	돼지 등심 ········	80.0g	1.7g	252kcal	15.7g	1.1g
돈가스	돼지 등심 ········	100.0g	10.0g	454kcal	22.6g	0.7g
포크 사오마이	다진 돼지고기 ···	60.0g	17.1g	226kcal	17.1g	0.8g
군만두	다진 돼지고기 ···	50.0g	17.2g	261kcal	12.2g	0.7g
생간부추볶음	돼지 간 ··········	50.0g	3.7g	116kcal	12.4g	1.7g

■ 닭고기·기타 고기·육가공품

품명	분량		당질	칼로리	단백질	염분
닭다리살(껍질 포함)	영계육 ·············	80.0g	0.0g	163kcal	13.3g	0.2g
닭다리살(껍질 없음)	영계육 ·············	80.0g	0.0g	102kcal	15.2g	0.2g
닭가슴살(껍질 포함)	영계육 ·············	80.0g	0.1g	116kcal	17.0g	0.1g
닭가슴살(연한살)	영계육 ·············	60.0g	0.0g	63kcal	13.8g	0.1g
찜닭	영계 가슴살 ······	80.0g	6.4g	180kcal	21.0g	2.3g
닭고기 튀김	영계다리 ···········	80.0g	4.7g	234kcal	14.0g	0.7g
크림 스튜	영계다리 ···········	80.0g	25.0g	421kcal	21.8g	2.7g
치킨가스	영계다리(껍질 없음)	80.0g	9.1g	256kcal	17.9g	0.8g
닭가슴살 튀김	닭가슴살(연한살) ···	80.0g	9.1g	239kcal	21.1g	0.7g
베이컨		20.0g	0.1g	81kcal	2.6g	0.4g
로스햄		13.0g	0.2g	25kcal	2.1g	0.3g
소시지		45.0g	1.4g	144kcal	5.9g	0.9g
생 햄		50.0g	0.3g	124kcal	12.1g	1.4g
램로스(뼈 포함)		80.0g(100.0g)	0.2g	248kcal	12.5g	0.2g
바사시(말고기회)	말고기 ·············	60.0g	2.5g	80kcal	12.5g	0.1g

■ 달걀 & 콩식품

품명	분량		당질	칼로리	단백질	염분
달걀(생)		50.0g	0.2g	76kcal	6.2g	0.2g
달걀지단	달걀	25.0g	0.1g	40kcal	3.1g	0.2g
삶은 달걀		50.0g	0.2g	76kcal	6.2g	0.2g
메추라기(통조림)		10.0g	0.1g	18kcal	1.1g	0.1g
플레인 오믈렛	달걀	100.0g	1.1g	199kcal	12.9g	1.0g
베이컨에그	달걀	50.0g	0.2g	173kcal	8.1g	1.0g
달걀말이	달걀	50.0g	0.3g	78kcal	6.4g	0.6g
유부		15.0g	0.0g	62kcal	3.5g	0.0g
고야두부		17.0g	0.3g	91kcal	8.6g	0.2g
목면두부		150.0g	1.8g	108kcal	9.9g	0.2g
연두부		150.0g	2.5g	84kcal	7.4g	0.0g
낫토		50.0g	2.7g	100kcal	8.3g	0.0g
무조정 두유		200.0g	5.8g	92kcal	7.2g	0.0g
두부햄버거(폰즈간장)	목면두부	50.0g	7.1g	221kcal	15.1g	2.2g
튀겨낸 두부	목면두부	150.0g	9.2g	228kcal	10.7g	1.0g

■ 고구마류 · 해조류 · 버섯

품명	분량		당질	칼로리	단백질	염분
감자		135.0g(150.0g)	22.0g	103kcal	2.2g	0.0g
참마		81.0g(90.0g)	10.5g	53kcal	1.8g	0.0g
곤약		80.0g	0.0g	4kcal	0.1g	0.0g
실곤약		50.0g	0.0g	3kcal	0.1g	0.0g
저먼 포테이토	감자	60.0g	11.2g	102kcal	2.1g	0.6g
감자튀김	감자	80.0g	13.1g	88kcal	1.3g	0.5g
구운 김		2.0g	0.2g	4kcal	0.8g	0.2g
생미역		10.0g	0.2g	2kcal	0.2g	0.2g
다시마 조림	건조 다시마	8.0g	3.3g	81kcal	2.2g	1.9g
큰실말 초무침	염장 큰실말	40.0g	2.5g	14kcal	0.3g	0.6g
톳 조림	건조 톳	7.0g	5.3g	95kcal	3.1g	1.7g
토코로텐 (우무묵)		150.0g	4.1g	22kcal	0.8g	1.0g
잎새버섯		50.0g	0.4g	8kcal	1.0g	0.0g
만가닥버섯		50.0g	0.4g	6kcal	1.3g	0.0g
버섯소테	만가닥버섯	80.0g	1.2g	45kcal	2.1g	0.4g

■ 녹황색채소 & 담색채소

품명	분량	당질	칼로리	단백질	염분
시금치	51.0g(60.0g)	0.2g	10kcal	1.1g	0.0g
소송채	51.0g(60.0g)	0.2g	7kcal	0.8g	0.0g
부추	50.0g	0.6g	11kcal	0.9g	0.0g
브로콜리	60.0g	0.5g	20kcal	2.6g	0.1g
당근	48.0g(50.0g)	3.2g	19kcal	0.3g	0.0g
방울토마토	58.0g(60.0g)	3.4g	17kcal	0.6g	0.0g
시금치나물	시금치·········· 60.0g	0.6g	17kcal	2.0g	0.8g
그린 아스파라거스 버터 소테	아스파라거스 ······ 60.0g	1.7g	46kcal	1.6g	0.6g
콩나물	57.0g(60.0g)	0.0g	21kcal	2.1g	0.0g
양배추(크게 썬 것)	50.0g	1.7g	12kcal	0.7g	0.0g
양상추	80.0g	1.3g	10kcal	0.5g	0.0g
무	135.0g	3.6g	24kcal	0.7g	0.0g
양파	282.0g(300.0g)	20.3g	104kcal	2.8g	0.0g
오이와 미역 초무침	오이··············· 50.0g	3.5g	20kcal	0.8g	1.2g
마파가지	가지··············· 80.0g	7.2g	249kcal	7.4g	1.4g
죽순찜	죽순··············· 70.0g	3.7g	36kcal	3.9g	0.8g
무와 오징어 조림	무··············· 80.0g	7.2g	80kcal	8.3g	1.3g

■ 샐러드 · 국물 · 수프

품명	분량	당질	칼로리	단백질	염분
포테이토 샐러드	감자··············· 50.0g	10.1g	150kcal	3.0g	0.8g
마카로니 샐러드	삶은 마카로니 ··· 20.0g	8.0g	167kcal	5.0g	1.1g
당면 중화샐러드	건조 당면 ·········· 7.0g	9.3g	83kcal	3.2g	1.3g
해산물 샐러드	오징어·새우·문어 ·· 각20.0g	1.4g	64kcal	12.6g	0.3g
채썬 양배추 샐러드	양배추·············· 35.0g	1.6g	30kcal	2.2g	0.3g
바지락 된장국	바지락······ 20.0g(50.0g)	1.9g	26kcal	2.6g	1.7g
두부와 해삼 된장국	목면두부··········· 30.0g	3.1g	50kcal	4.2g	1.7g
다시마 국물	다시마··············4.0g	1.3g	12kcal	1.4g	1.0g
계란국	달걀··············· 25.0g	2.1g	52kcal	3.7g	1.5g
켄친지루(닭국물요리)	목면두부··········· 80.0g	5.9g	125kcal	6.8g	1.7g
미역국	미역··············· 15.0g	0.7g	24kcal	1.9g	2.0g
콘포타쥬	크림콘 캔 ······ 40.0g	12.0g	185kcal	3.7g	1.4g
미네스트로네	토마토조림 캔 ··· 50.0g	12.3g	125kcal	3.8g	1.1g

■ 초밥·튀김·불고기

품명	분량	당질	칼로리	단백질	염분
모듬 초밥	초밥 ·············· 160.0g	62.7g	449kcal	28.5g	2.1g
네기토로 초밥 덮밥	초밥 ·············· 200.0g	73.3g	430kcal	14.4g	0.9g
낫토마키(낫토김말이)	초밥 ·············· 60.0g	25.7g	204kcal	10.2g	0.6g
다랑어 김초밥	초밥 ·············· 60.0g	23.6g	174kcal	15.4g	0.6g
참치살고기 초밥(1관)	초밥 ·············· 20.0g	7.5g	56kcal	5.0g	0.1g
연어 주먹밥(1관)	초밥 ·············· 20.0g	7.5g	60kcal	2.7g	0.1g
모듬튀김	－	10.1g	161kcal	9.4g	0.2g
새우튀김	새우 ·············· 15.0g	1.5g	35kcal	3.4g	0.1g
가지튀김	가지 ·············· 10.0g	2.0g	26kcal	0.3g	0.0g
보리멸튀김	보리멸 ·············· 20.0g	2.9g	61kcal	4.1g	0.1g
우설구이	소 혀 ·············· 80.0g	3.4g	304kcal	10.8g	1.2g
국내산 소갈비소금구이	국내산 소갈비 ··· 80.0g	3.5g	360kcal	10.4g	1.1g
수입 소갈비양념구이	수입 소갈비 ······ 80.0g	5.0g	322kcal	12.2g	1.3g
돼지곱창된장구이	돼지 소장·대장 ··· 각40.0g	4.7g	162kcal	10.9g	0.8g
소 간 양념구이	소 간 ·············· 80.0g	7.8g	131kcal	16.3g	1.2g

■ 꼬치·찌개·오뎅

품명	분량	당질	칼로리	단백질	염분
닭 껍질 꼬치(소금)	35.0g	0.0g	96kcal	4.6g	0.3g
닭다리 파꼬치(양념)	29.0g	1.5g	77kcal	5.9g	0.3g
삼겹살 꼬치(소금)	28.0g	0.0g	112kcal	5.8g	0.3g
닭고기 완자꼬치(양념)	45.0g	2.0g	114kcal	10.0g	0.3g
꼬치 모듬	－	5.5g	314kcal	34.0g	1.6g
스키야키(전골)	와규어깨등심 ······ 80.0g	20.9g	487kcal	19.0g	2.2g
닭백숙전골(폰즈간장)	영계다리 100.0g(127.0g)	17.8g	336kcal	24.1g	1.8g
소고기 샤브샤브(참깨드레싱)	와규 넓적다리 ··· 80.0g	17.6g	371kcal	24.2g	1.3g
나베야키우동	삶은 우동 ········ 200.0g	64.1g	491kcal	21.5g	5.2g
모듬 냄비	소금에 절인 대구 70.0g	10.3g	275kcal	31.9g	3.1g
치쿠와(어묵)	치쿠와 ·············· 40.0g	5.7g	50kcal	4.9g	1.1g
달걀(어묵)	달걀 ·············· 50.0g	0.6g	78kcal	6.2g	0.6g
곤약(어묵)	곤약 ·············· 30.0g	0.2g	3kcal	0.1g	0.2g
무(어묵)	무 ·············· 60.0g	2.1g	13kcal	0.3g	0.5g
한펜(어묵)	한펜 ·············· 30.0g	3.6g	29kcal	3.0g	0.6g

■ 이자카야·조제식품·도시락

품명	분량	당질	칼로리	단백질	염분
바지락 술찜	바지락 ······ 40.0g(100.0g)	0.8g	32kcal	2.5g	1.4g
야나가와식 장어요리	달걀 ················ 50.0g	11.1g	249kcal	16.9g	2.4g
참치회	참치 붉은살 ······ 60.0g	11.3g	135kcal	18.4g	1.1g
냉두부	연두부 ············· 100.0g	2.5g	64kcal	5.8g	0.9g
타이차즈케	밥 ················ 100.0g	37.9g	283kcal	13.8g	1.3g
콩나물	30.0g	0.7g	42kcal	1.6g	0.5g
로스트 치킨	232.0g	6.4g	452kcal	30.2g	2.1g
햄가스	79.0g	9.0g	175kcal	13.0g	1.8g
콘크림 고로케	72.0g	14.0g	153kcal	3.1g	0.5g
감자튀김	40.0g	6.5g	38kcal	0.6g	0.1g
가라아게 도시락	밥 ················ 200.0g	90.3g	557kcal	14.7g	2.0g
연어도시락	밥 ················ 200.0g	94.1g	648kcal	26.2g	2.7g
규동(소고기덮밥)	밥 ················ 250.0g	104.1g	749kcal	18.4g	2.7g
덴신돈부리(계란덮밥)	밥 ················ 200.0g	79.1g	563kcal	20.0g	2.6g
덴동(튀김덮밥)	밥 ················ 200.0g	91.1g	580kcal	16.9g	2.4g

■ 우유·유제품·과일

품명	분량	당질	칼로리	단백질	염분
보통우유	유지방3.8% ········ 200ml	9.6g	134kcal	6.6g	0.2g
저지방 우유	유지방1.0% ········ 200ml	11.0g	92kcal	7.6g	0.4g
생크림·식물성	30.0g	0.9g	118kcal	2.0g	0.2g
플레인 요구르트(무당)	100.0g	4.9g	62kcal	3.6g	0.1g
프로세스 치즈	18.0g	0.2g	61kcal	4.1g	0.5g
크림치즈	18.0g	0.4g	62kcal	1.5g	0.1g
믹스치즈	18.0g	0.3g	71kcal	5.1g	0.3g
요구르트 드링크(가당)	200ml	24.4g	130kcal	5.8g	0.2g
사과	50.0g	7.1g	29kcal	0.1g	0.0g
딸기	50.0g	3.6g	17kcal	0.5g	0.0g
멜론	50.0g	4.9g	21kcal	0.6g	0.0g
파인애플(통조림)	35.0g	6.9g	29kcal	0.1g	0.0g
건자두	10.0g	5.5g	24kcal	0.3g	0.0g
바나나	50.0g	10.7g	43kcal	0.6g	0.0g
귤	70.0g	7.8g	32kcal	0.5g	0.0g

■ 일본식 과자·서양식 과자

품명	분량	당질	칼로리	단백질	염분
붕어빵	126.0g	58.7g	278kcal	5.7g	0.1g
쿠사모치(쑥떡)	60.0g	30.1g	137kcal	2.5g	0.0g
감률	20.0g	8.0g	44kcal	1.0g	0.0g
양갱	55.0g	36.8g	163kcal	2.0g	0.0g
도라야키	73.0g	40.6g	207kcal	4.8g	0.3g
미타라시 당고	65.0g	29.2g	128kcal	2.0g	0.4g
오하기(팥소)	100.0g	42.2g	209kcal	5.5g	0.2g
믹스 아라레	15.0g	12.4g	57kcal	1.2g	0.3g
쇼트케이크	95.0g	35.5g	267kcal	5.8g	0.2g
슈크림	100.0g	25.3g	228kcal	6.0g	0.2g
아이스크림(바닐라)	100.0g	22.2g	224kcal	3.1g	0.2g
판 초콜릿(우유)	10.0g	5.1g	56kcal	0.7g	0.0g
알갱이 껌	4.0g	3.9g	16kcal	0.0g	0.0g
과즙 젤리(백도)	9.0g	6.8g	28kcal	0.3g	0.0g
비스킷	17.0g	10.4g	89kcal	1.0g	0.1g

■ 스낵·과자·과자빵

품명	분량	당질	칼로리	단백질	염분
포테이토칩	13.0g	6.6g	72kcal	0.6g	0.1g
팝콘(짠맛)	10.0g	5.1g	48kcal	1.0g	0.1g
소다크래커	18.9g	13.7g	81kcal	2.0g	0.4g
훈제 오징어	10.0g	1.3g	21kcal	3.5g	0.6g
미역줄기 술안주	10.0g	2.0g	11kcal	0.2g	0.7g
버터 땅콩	10.0g	1.1g	59kcal	2.6g	0.0g
마른오징어	10.0g	0.0g	33kcal	6.9g	0.2g
소고기 육포	10.0g	0.6g	32kcal	5.5g	0.5g
치즈 대구	20.0g	2.2g	68kcal	4.2g	0.7g
단팥빵	115.0g	54.6g	322kcal	9.1g	0.8g
크림빵	85.0g	34.2g	259kcal	8.8g	0.8g
잼빵	106.0g	55.9g	315kcal	7.0g	0.8g
프루트 데니시	130.0g	45.6g	466kcal	7.9g	1.0g
케이크 도넛	40.0g	23.6g	150kcal	2.9g	0.2g
고기만두	110.0g	44.4g	286kcal	11.0g	1.3g

■ 음료 & 알코올 음료

품명	분량	당질	칼로리	단백질	염분
호지차	150ml	0.2g	0kcal	0.0g	0.0g
녹차	150ml	0.3g	3kcal	0.3g	0.0g
우롱차	150ml	0.2g	0kcal	0.0g	0.0g
카페라떼(설탕 없음)	커피·우유 …… 각 75ml	4.1g	53kcal	2.6g	0.1g
채소주스	200ml	7.2g	34kcal	1.2g	0.4g
콜라·칼로리 제로 타입	200ml	0.0g	0kcal	0.0g	0.0g
콜라	200ml	22.8g	92kcal	0.2g	0.0g
오렌지 주스	200ml	21.0g	84kcal	1.4g	0.0g
일본주(1홉)	180ml	8.8g	196kcal	0.7g	0.0g
맥주(글라스)	200ml	6.2g	80kcal	0.6g	0.0g
레드 와인	100ml	1.5g	73kcal	0.2g	0.0g
화이트 와인	100ml	2.0g	73kcal	0.1g	0.0g
매실주	50ml	10.4g	78kcal	0.1g	0.0g
캔 칵테일·카시스 오렌지	350ml	24.9g	182kcal	0.0g	0.0g
츄하이(소주에 탄산수를 탄 음료)·레몬	350ml	13.0g	179kcal	0.0g	0.1g

■ 유지·조미료·기타

품명	분량	당질	칼로리	단백질	염분
샐러드유	4.0g(1작은술)	0.0g	37kcal	0.0g	0.0g
참기름	4.0g(1작은술)	0.0g	37kcal	0.0g	0.0g
올리브유	4.0g(1작은술)	0.0g	37kcal	0.0g	0.0g
버터	8.0g(2작은술)	0.0g	60kcal	0.0g	0.2g
마가린	8.0g(2작은술)	0.0g	62kcal	0.0g	0.1g
볶은 참깨	3.0g(1작은술)	0.2g	18kcal	0.6g	0.0g
마요네즈(전란)	12.0g(1큰술)	0.5g	84kcal	0.2g	0.2g
간장	6.0g(1작은술)	0.5g	3kcal	0.3g	1.0g
진간장	6.0g(1작은술)	0.6g	4kcal	0.5g	0.9g
백설탕(상백당)	3.0g(1작은술)	3.0g	12kcal	0.0g	0.0g
식초(곡식초)	5.0g(1작은술)	0.1g	1kcal	0.0g	0.0g
된장(쌀누룩)	10.0g	1.7g	19kcal	1.3g	1.2g
중농소스	18.0g(1큰술)	5.3g	24kcal	0.1g	1.0g
토마토케첩	15.0g(1큰술)	3.8g	18kcal	0.3g	0.5g
꿀	17.0g	13.5g	50kcal	0.0g	0.0g

잠 못들 정도로 재미있는 이야기

당질

2020. 12. 10. 초 판 1쇄 인쇄
2020. 12. 15. 초 판 1쇄 발행

지은이 | 마키타 젠지(牧田善二)
감 역 | 차 원
옮긴이 | 김선숙
펴낸이 | 이종춘
펴낸곳 | **BM** ㈜도서출판 **성안당**

주소 | 04032 서울시 마포구 양화로 127 첨단빌딩 3층(출판기획 R&D 센터)
10881 경기도 파주시 문발로 112 파주 출판 문화도시(제작 및 물류)

전화 | 02) 3142-0036
031) 950-6300

팩스 | 031) 955-0510
등록 | 1973. 2. 1. 제406-2005-000046호
출판사 홈페이지 | **www.cyber.co.kr**
ISBN | 978-89-315-8962-7 (03510)
978-89-315-8889-7 (세트)
정가 | **9,800원**

이 책을 만든 사람들
책임 | 최옥현
진행 | 최동진
본문 · 표지 디자인 | 이대범
홍보 | 김계향, 유미나
국제부 | 이선민, 조혜란, 김혜숙
마케팅 | 구본철, 차정욱, 나진호, 이동후, 강호묵
마케팅 지원 | 장상범
제작 | 김유석

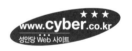

"NEMURENAKUNARUHODO OMOSHIROI ZUKAI TOSHITSU NO HANASHI"
by Zenji Makita
Copyright ⓒ Zenji Makita 2018
All rights reserved.
First published in Japan by NIHONBUNGEISHA Co., Ltd., Tokyo

This Korean edition is published by arrangement with NIHONBUNGEISHA Co., Ltd.,
Tokyo in care of Tuttle-Mori Agency, Inc., Tokyo through Duran Kim Agency, Seoul.

Korean translation copyright ⓒ 2020 by Sung An Dang, Inc.